jumping®
FITNESS

Fit mit dem Minitrampolin

Bibliografische Information der Deutschen Nationalbibliothek

Die Deutsche Nationalbibliothek verzeichnet diese Publikation in der Deutschen Nationalbibliografie.
Detaillierte bibliografische Daten sind im Internet über http://dnb.d-nb.de abrufbar.

Wichtiger Hinweis
Sämtliche Inhalte dieses Buchs wurden – auf Basis von Quellen, die die Autorin und der Verlag für vertrauenswürdig erachten – nach bestem Wissen und Gewissen recherchiert und sorgfältig geprüft. Trotzdem stellt dieses Buch keinen Ersatz für eine individuelle Fitness- und Ernährungsberatung oder eine medizinische Beratung dar. Wenn Sie medizinischen Rat einholen wollen, konsultieren Sie bitte einen qualifizierten Arzt. Der Verlag und die Autorin haften für keine nachteiligen Auswirkungen, die in einem direkten oder indirekten Zusammenhang mit den Informationen stehen, die in diesem Buch enthalten sind.

Für Fragen und Anregungen
info@rivaverlag.de

Originalausgabe
3. Auflage 2020

Nymphenburger Straße 86
D-80636 München
Tel.: 089 651285-0
Fax: 089 652096

Umschlaggestaltung: Manuela Amode, München
Umschlagabbildung vorn: Cora Berndt-Stühmer
Umschlagabbildungen hinten: Jumping Fitness (re., 2. v. li.), Cora Berndt-Stühmer (li., 2. v. re.)
Bildnachweis: alle Fotos im Innenteil von Cora Berndt-Stühmer, Berlin, www.cbs-photography.com, außer: Judith Mengel: S. 14, 17; Jumping Fitness: S. 4, 8/9, 18/19, 56/57, 61; Rae Tashman: S. 16, 59, Studioline Photography: S. 62
Layout: Katja Muggli, www.katjamuggli.de
Satz: Satzwerk Huber, Germering, Melanie Kitt

Produktion: feinfilm Hassepaß & Rademacher GbR
Regie: Liesa Rademacher
Kamera/Licht: Michael Plundrich
Ton: René Krüger
Maske: Janine Waldhof
Schnitt: Liesa Rademacher
DVD-Programmierung: Sebastian Leitner
Druck: Florjancic Tisk d.o.o., Slowenien
Printed in the EU

ISBN 978-3-7423-0469-8

Jumping® FITNESS

Fit mit dem Minitrampolin

riva

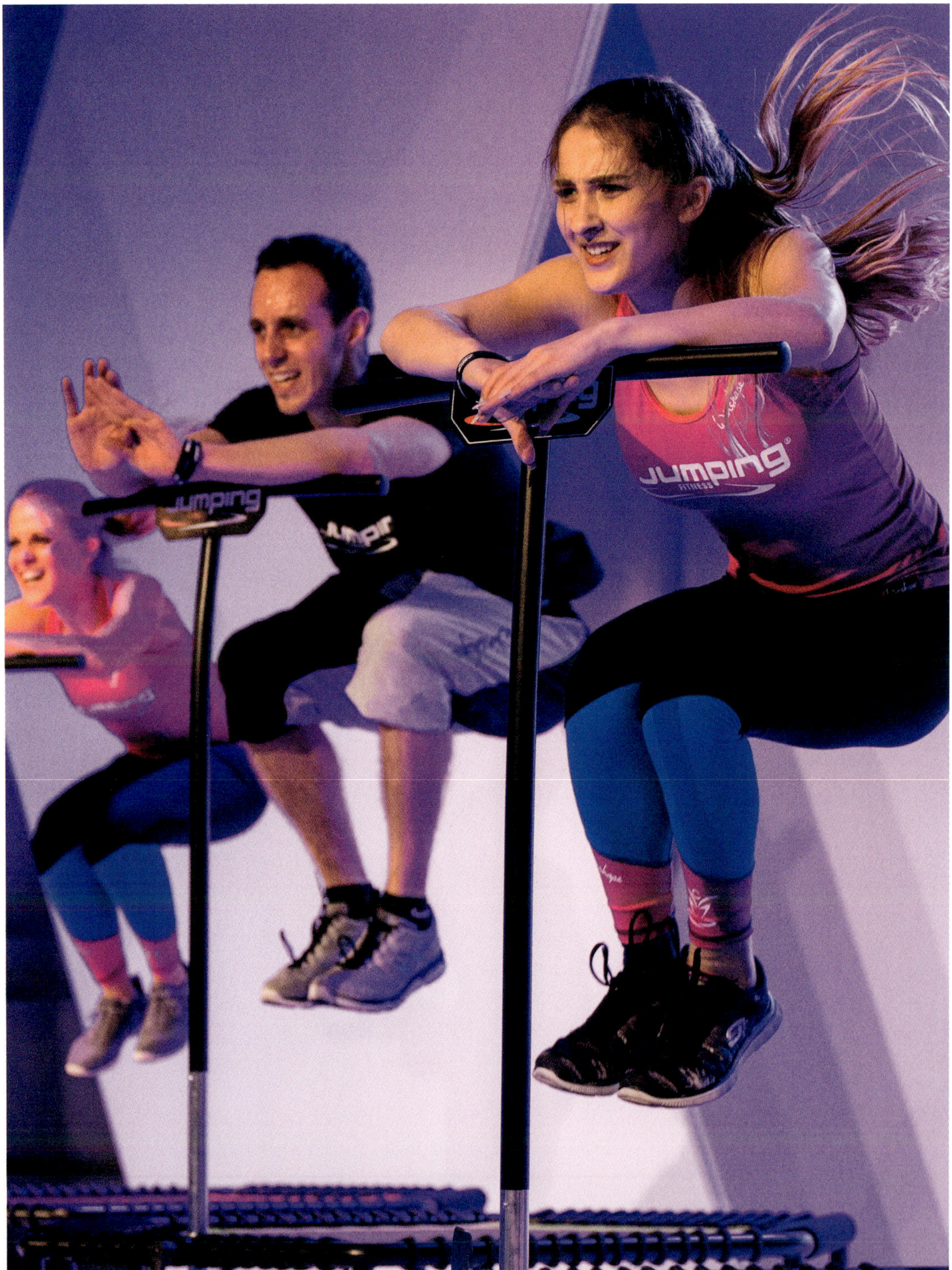

Jumping

INHALT

MEHR ALS NUR HÜPFEN – DER SPRUNG VOM TREND ZUR SPORTART

Wer kennt das nicht? Kinder hopsen in Pfützen, hüpfen von Couch zu Couch, springen hinauf und hinunter, über Stock und Stein, und das hat seinen Grund. Forscher haben herausgefunden: Springen lässt auch unsere Hormone hüpfen und macht glücklich. Das Auf und Ab fördert die Produktion des Glückshormons Serotonin, dem Botenstoff für gute Laune, und der kurze Moment der Schwerelosigkeit gibt uns das Gefühl zu schweben, federleicht zu sein, und das unabhängig vom Alter.

Bereits in den 80er-Jahren haben Fitnessexperten deshalb die Aerobicwelle genutzt und mit Rebounding ein Konzept entwickelt, mit dem Spaß und Training zu Hause auf dem Minitrampolin kombiniert werden können. Aber nur mit einem Übungsbuch vor der Nase und ohne motivierende Musik macht das Ganze halb so viel Spaß. Also blieb der Trend ein Trend, bis 2001 ein erstes Gruppenfitnesskonzept für das Trampolin aus Tschechien die Fitnessstudios eroberte und zu einem festen Groupfitness-Programm wurde. 2013 schwappte die Welle schließlich nach Deutschland über. Mittlerweile hüpfen etwa 25 000 Deutsche in den eigenen vier Wänden oder in einem der mehr als 1000 Studios zu fetziger Musik, motiviert von einem von über 5000 zertifizierten Trainern. Auch Spanien, Italien, Frankreich, Österreich, die Schweiz, Holland und China sind bereits im Jumping-Fitness-Fieber.

Aber was genau passiert bei jedem Sprung mit dem Körper? Darf man mit Rückenbeschwerden auch aufs Trampolin? Welche Schritte sind besonders geeignet für einen knackigen Po und einen flachen Bauch? Und wie ist so ein Trampolin eigentlich aufgebaut?

Antworten auf diese und andere Fragen findest du in diesem Buch. Du erfährst alles über das Minitrampolin, die Wirkung von Jumping Fitness, die korrekte Ausführung der Grundschritte und lernst die richtige Technik kennen. Mit den beiden schweißtreibenden Workouts »basic« und »advanced« sowie den beiden Kurzprogrammen auf den DVDs trainierst du zusammen mit Patricio, einem Jumping-Fitness-Mastertrainer, und mit mir. Dabei geben wir dir zahlreiche Hinweise und Tipps zur korrekten Ausführung der Schritte oder worauf du während des Springens achten solltest. Es ist auch wichtig, dass du immer genügend Trinkpausen einlegst und vor allem in deiner eigenen Intensität springst. Durch die unterschiedlichen Anforderungsstufen hat jeder die Möglichkeit, sofort mitzutrainieren, egal, ob du neu durchstartest oder schon geübt bist.

Ich wünsche dir viel Spaß mit Jumping Fitness!

Deine

Antonia

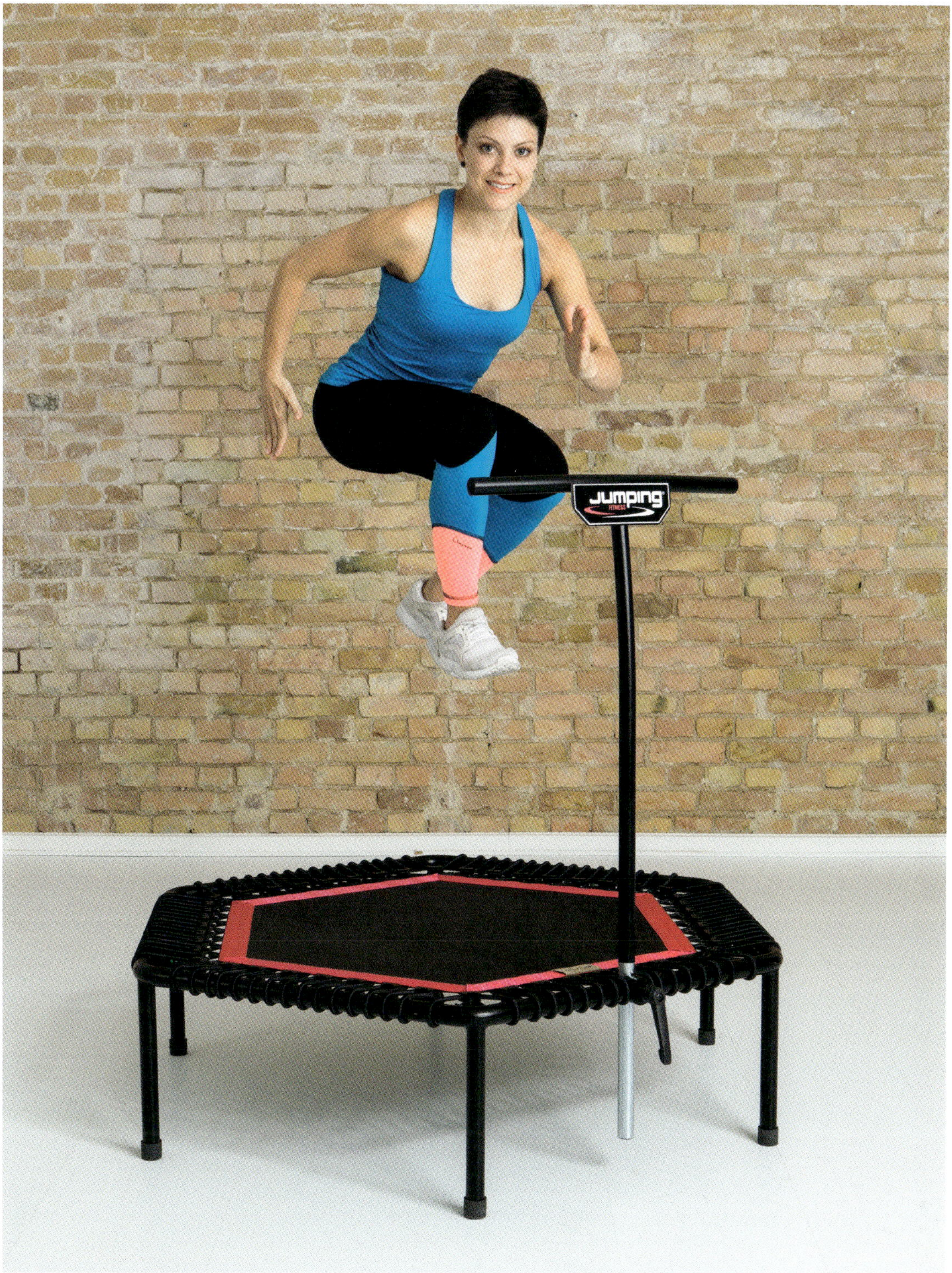
Jumping

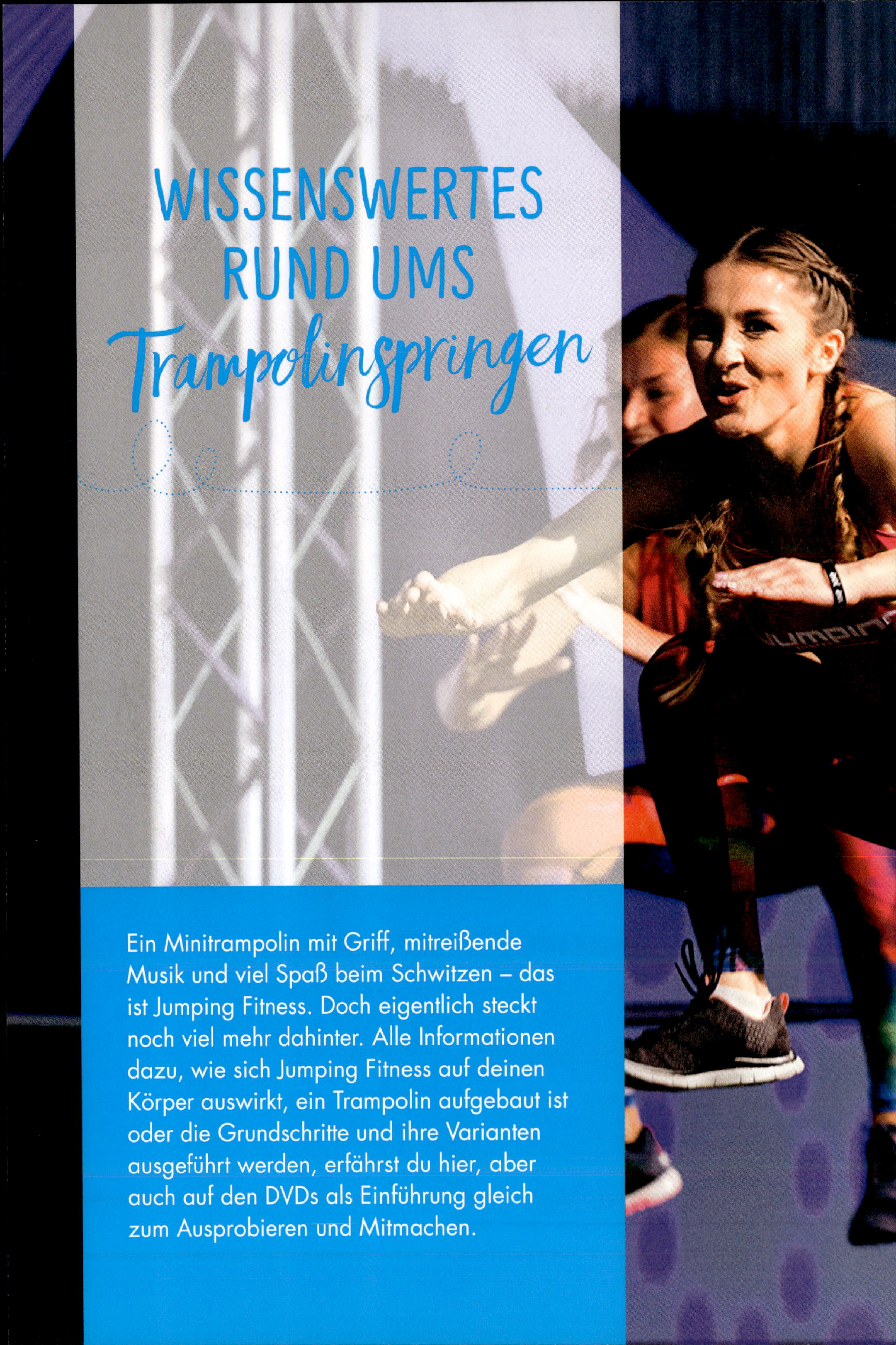

WISSENSWERTES RUND UMS *Trampolinspringen*

Ein Minitrampolin mit Griff, mitreißende Musik und viel Spaß beim Schwitzen – das ist Jumping Fitness. Doch eigentlich steckt noch viel mehr dahinter. Alle Informationen dazu, wie sich Jumping Fitness auf deinen Körper auswirkt, ein Trampolin aufgebaut ist oder die Grundschritte und ihre Varianten ausgeführt werden, erfährst du hier, aber auch auf den DVDs als Einführung gleich zum Ausprobieren und Mitmachen.

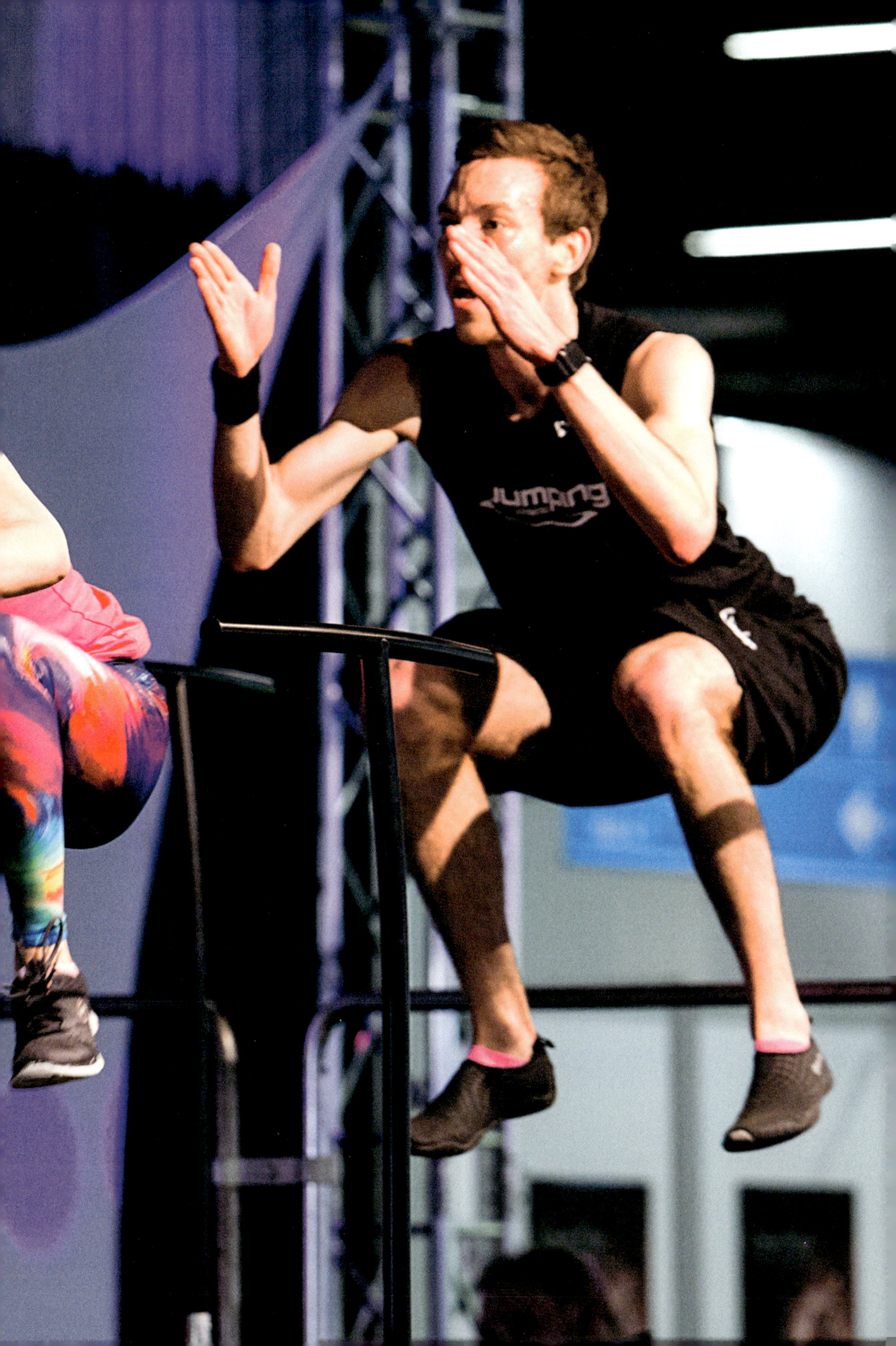
jumping

JUMPING FITNESS FÜR JEDEN

Grundsätzlich kann jeder mit Jumping Fitness trainieren, sich fit halten und in Bewegung sein – in jedem Alter. Kinder und Jugendliche trainieren mit speziellen Jumping-Fitness-Kids- und Teens-Programmen. Für die Fitnessfans gibt es Workouts für jedes Level und Trainingsziel. Wenn du Profisportler bist, kannst du Jumping Fitness als Alternativtraining in deine Wettkampfvorbereitung mit einbauen. Die Generation, die schon etwas länger erwachsen ist, hält sich mit sanften Übungen auf dem Trampolin fit. Und auch vermeintliche Couchpotatoes entdecken auf dem Trampolin garantiert den Spaß an der Bewegung.

Die Grundschritte kommen aus der Aerobic

Insgesamt gibt es 14 Grundsprünge, die an die traditionellen Schritte aus der Aerobic angelehnt sind. Sie umfassen Wippen, Springen, Schwingen und Joggen. Mit unterschiedlichen Armübungen werden sie zu einfachen und für jeden nachvollziehbaren Schrittkombinationen zusammengefügt und auf dem Trampolin ausgeführt.

Trampolinspringen hält fit und gesund

Bei jedem Sprung werden über 400 Muskeln angesprochen und der Lachmuskel ist garantiert einer von ihnen. Das Ausdauertraining kräftigt Muskulatur und Knochen, schult den Gleichgewichtssinn, verbessert die Koordination und Beweglichkeit, senkt den Blutdruck, stärkt das Immunsystem und verbrennt ganz nebenbei mit viel Spaß dreimal so viele Kalorien wie eine gleich lange Joggingeinheit.

Die Technik macht den Unterschied

Im Gegensatz zum Trampolinspringen auf einem großen Sporttrampolin springst du beim Jumping Fitness nicht in die Höhe. Der Oberkörper bleibt nahezu auf einer Ebene, es heben lediglich die Beine vom Sprungtuch ab. Dank dieser speziellen Sprungtechnik und des weichen Sprungtuchs werden alle Bewegungen gelenkschonend ausgeführt und sind für Einsteiger sowie Profis jeden Alters und Fitnesslevels geeignet.

Ausprobieren lohnt sich

Und wenn du denkst, das ist zu anstrengend oder kompliziert für dich, kannst du dir immer wieder die Einführung mit den Grundschritten ansehen und mitmachen. Zudem kannst du jedes Workout so oft wiederholen, wie du magst. Vor allem das Einsteigerworkout, die Basicversion, wird auch garantiert nach dem zehnten Mal nicht langweilig. Zudem wirst du schnell feststellen, dass dir mit jedem Schritt das Springen leichter fallen wird und die mitreißenden Rhythmen dich die Anstrengungen schnell vergessen lassen. Das Gefühl danach ist eine Riesenbelohnung und jeden Schweißtropfen wert.

DATEN UND FAKTEN ZUM MINITRAMPOLIN

Auf dem Trampolinmarkt gibt es mittlerweile unterschiedliche Geräteversionen von unzähligen Herstellern. Ob mit Gummiseil oder Stahlfederung, mit oder ohne Haltestange, eckig, rund, mit sechs oder acht Beinen – es

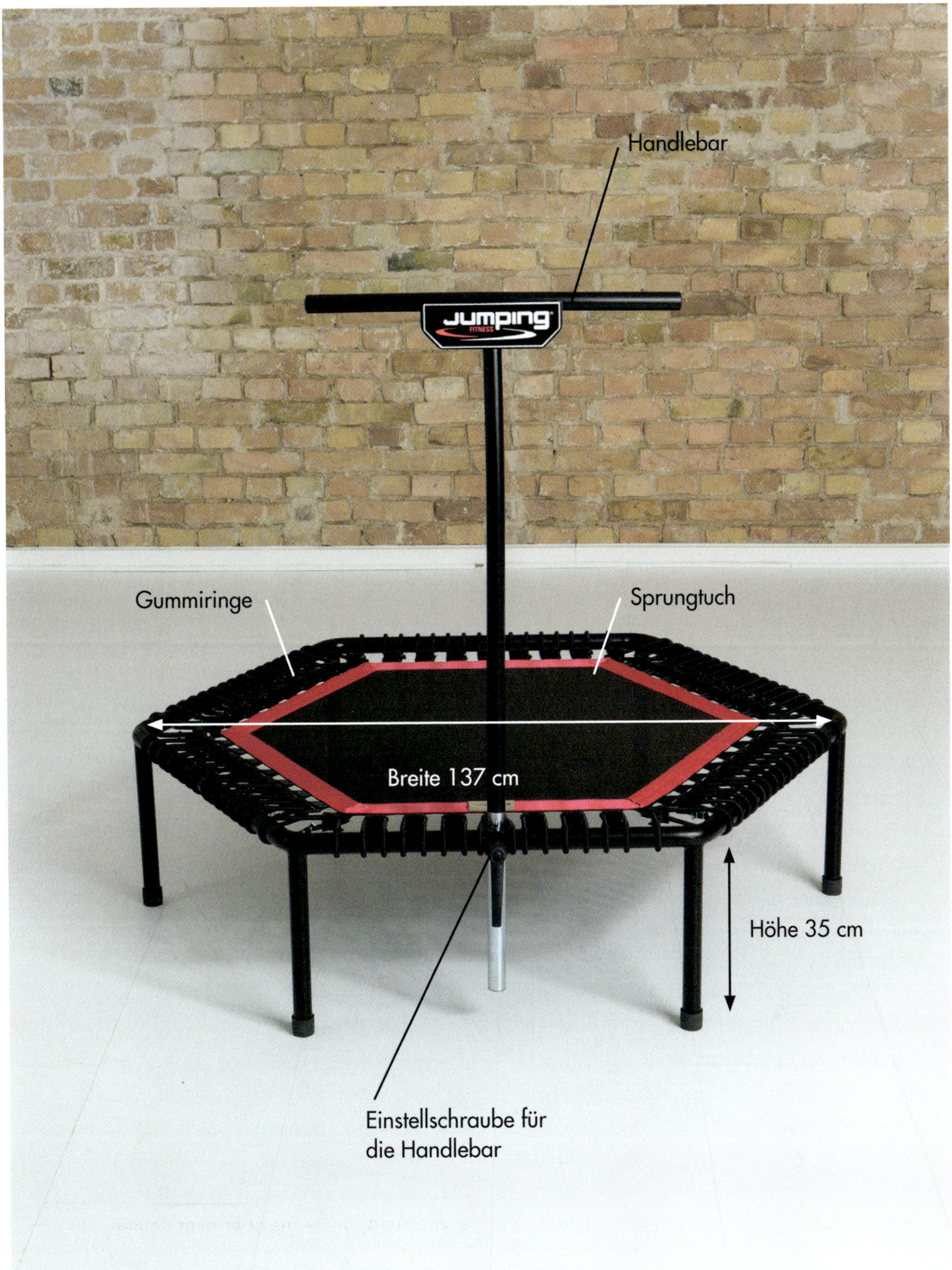
Handlebar
jumping
FITNESS
Gummiringe
Sprungtuch
Breite 137 cm
Höhe 35 cm
Einstellschraube für die Handlebar

ist alles zu bekommen. Doch je besser die Qualität, desto mehr Spaß hast du mit deinem Sportgerät. So wird dein Trampolin zu einem festen Einrichtungsgegenstand in deinem Wohnzimmer und landet garantiert nicht irgendwann im Keller.

Ein gutes Trampolin ist das A und O

Bevor du dir ein neues Gerät anschaffst oder dein altes aus dem Keller holst, prüfe es im Interesse deiner eigenen Gesundheit auf Stabilität und Sicherheit. Alte Seile und Stoffe können porös werden und Stahlfedern rosten. Auch bei neuen Geräten sollte dir deine Gesundheit ein gutes Trampolin wert sein.

Mit dem Trampolin von Bellicon bist du perfekt ausgestattet

Mit dem Schweizer Trampolinhersteller Bellicon hat Jumping Fitness einen Partner mit 25-jähriger Trampolinerfahrung an seiner Seite. Die Geräte entsprechen den deutschen Standards, sind langlebig und von hoher Qualität. Ein Jumping-Fitness-Trampolin von Bellicon (Foto Seite 11) besteht aus einem sechseckigen Stahlrahmen, einem Griff, der sogenannten Handlebar, einem Sprungtuch und 48 Gummiseilringen. Das gesamte Trampolin wird in Deutschland hergestellt und unterliegt den deutschen Qualitäts- und Gewährleistungsmerkmalen. Es hat eine Rahmenhöhe von 35 cm, misst 137 cm an der breitesten Stelle, wiegt 16 kg und ist mit einem Körpergewicht bis zu 200 kg belastbar. Die chemische Zusammensetzung der Gummiseile ist eigens von Bellicon entwickelt worden und auf Langlebigkeit ausgelegt. Der Griff lässt sich individuell auf die Körpergröße einstellen. Für den Heimbedarf bietet Bellicon Trampoline mit klapp- oder abschraubbaren Beinen, damit sich die Geräte zu Hause gut verstauen oder einfach transportieren lassen. Alle Geräteversionen kannst du dir auch unter www.jumping.fitness oder www.bellicon.com anschauen.

Was du für ein gelungenes Training brauchst

Neben einem guten Trampolin brauchst du für dein Training zu Hause:

- bequeme Sportkleidung, in der du dich wohlfühlst,
- feste Sportschuhe, die möglichst leicht sind, eine flexible Sohle haben und eng anliegen,
- ausreichend zu trinken, hier eignet sich Wasser oder eine frische Saftschorle (ohne Kohlensäure) am besten,
- ein Handtuch,
- gegebenenfalls eine Pulsuhr, wenn du deinen Puls messen möchtest.

WIE TRAMPOLINSPRINGEN AUF DEN KÖRPER WIRKT

Regelmäßige Trainingseinheiten auf dem Trampolin haben vielseitige positive Auswirkungen auf den Körper und die Gesundheit. 20 bis 45 Minuten zwei- bis dreimal pro Woche reichen aus, um deine Fitness und Gesundheit entscheidend zu verbessern.

Bereite deinen Körper auf die Bewegung vor

Als Einsteiger empfiehlt es sich, mit kurzen Einheiten aus federnden, wippenden oder schwingenden Bewegungen und Balanceübungen anzufangen. Die geeigneten Schritte und Übungen findest du in Kapitel 2. Auch wenn du bereits sportliche Vorerfahrung oder sogar Trampolinpraxis hast, beginne trotzdem mit erwärmenden, mobilisierenden und federnden Schritten, damit sich dein Körper auf die kommende Belastung einstellen kann. Auf jeder DVD findest du zu Beginn der Workouts ein entsprechendes Warm-up.

Das Warm-up bringt Körper und Gehirn auf Touren

Sobald du auf deinem Trampolin bist und die Erwärmungsphase losgeht, wirst du die ersten Auswirkungen von Jumping Fitness spüren. Durch die leichten Federungen werden das Nervensystem und die Durchblutung der Muskeln und Gelenke angeregt. Dir wird nicht nur wärmer, dein gesamter Körper wird durch den erhöhten Blutfluss mit Sauerstoff und wichtigen Nährstoffen versorgt. Die Produktion weißer und roter Blutkörperchen steigt an. Da die roten Blutkörperchen das Transportmittel für Sauerstoff sind, wird auch dein Gehirn optimal mit frischer Energie versorgt und ist dadurch leistungsfähiger.

Jumping Fitness macht glücklich

Auch zum Stressabbau solltest du auf dein Trampolin steigen. Bereits in den ersten Minuten beginnt dein Körper mit der Produktion des Botenstoffes für das sogenannte Glückshormon Serotonin. Zeitgleich wird das Stresshormon Adrenalin abgebaut und es stellt sich eine hemmende Wirkung auf die Energiezentralen Hypophyse, Schilddrüse und Nebennierendrüse ein, die für die Produktion von Stresshormonen zuständig sind.

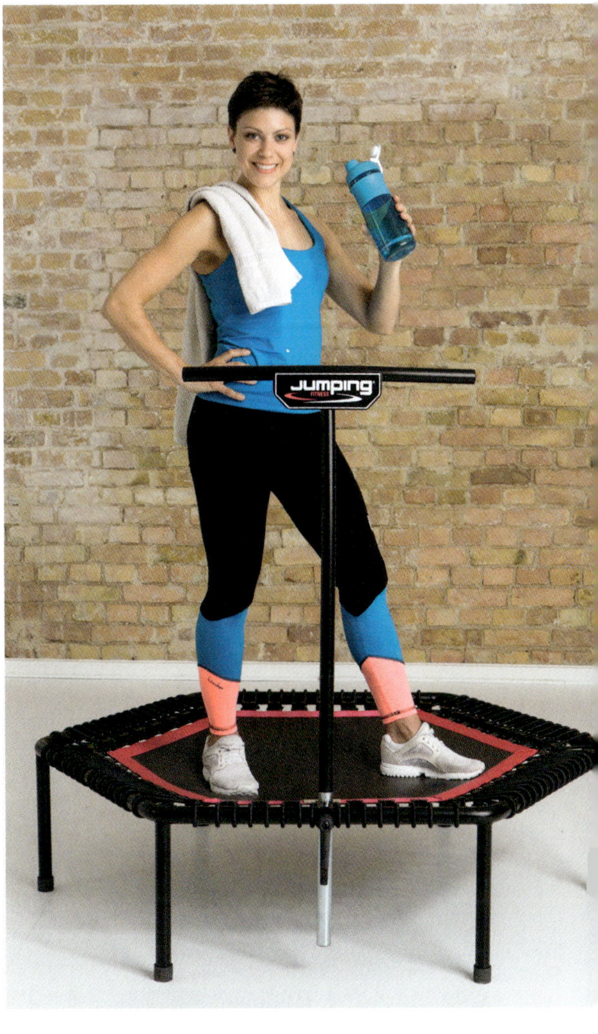

Stelle dir vor dem Workout immer etwas zu trinken bereit und halte ein Handtuch parat.

Federnd gegen Rückenschmerzen

Die erhöhte Durchblutung der Muskulatur löst Verspannungen im Rücken- und Schulterbereich und wirkt so schnell und effektiv gegen Rückenschmerzen. Auch bei Problemen mit den Bandscheiben wird sogar leichtes Auf- und Abschwingen empfohlen. Die Druck- und Zugbewegungen befeuchten und ernähren die sonst unbewegten Bandscheiben.

Halte deinen Stoffwechsel auf Trab

Während des Trainings leistet dein Stoffwechsel Höchstarbeit und kurbelt die Fettverbrennung und den Lymphfluss an. Deine Stoffwechselwerte, dein Cholesterinwert, deine Blutfette verbessern sich und dein Immunsystem wird gestärkt.

Mit Kraft gegen Hohlkreuz und Rundrücken

Mit jeder Bewegung, die ausgeführt wird, ziehen sich Teile der Muskulatur zusammen, sie kontrahieren und werden dadurch gekräftigt. Sind einzelne Muskeln im Vergleich zu ihrem Gegenspieler zu schwach ausgebildet, kann es durch sogenannte muskuläre Dysbalancen zu Haltungsschwächen kommen wie Rundrücken oder Hohlkreuz. Aber auch bereits angeborene Haltungsschäden wie O-Beine oder eine Skoliose können abgemildert werden. Mit Jumping Fitness kannst du den Körper vielfältig kräftigen und so muskulären Dysbalancen vorbeugen.

Training für Gehirn und Nervenbahnen

Durch regelmäßige Jumping-Fitness-Einheiten trainierst du die Koordinationsfähigkeit zwischen Muskeln, Nerven und Gehirn. Du wirst feststellen, dass deine Alltagsbewegungen flexibler und reaktionsschneller sind und das Risiko, mit dem Fuß umzuknicken oder zu stürzen, sich verringert. Auch die Reizweiterleitung innerhalb eines Muskels, die sogenannte intramuskuläre Kommunikation, und die Übertragung von Nervenimpulsen zwischen einzelnen Muskeln, die intermuskuläre Kommunikation, wird verbessert. So sorgst du mit dem Training für ökonomische und schnelle Bewegungen auch im Alltag.

Für mehr Gleichgewicht und Stabilität im Alltag

Der flexible Untergrund, den das Trampolintuch bildet, stellt den gesamten Körper vor einige Herausforderungen. Speziell die in einer Jumping-Fitness-Einheit enthaltenen Balanceübungen schulen den im Ohr liegenden Gleichgewichtssinn und die den passiven Bewegungsapparat stabilisierende Tiefenmuskulatur. Bei jeder Landung auf dem flexiblen Trampolintuch wird außerdem das propriozeptive Muskel-Nerven-System trainiert, das vor allem die Fußgelenke vor dem Umknicken schützt.

Aktiv gegen Herz-Kreislauf-Beschwerden

Langfristig stärkt ein Herz-Kreislauf-Training auf dem Trampolin die Gefäße und den Herzmuskel. Je schlagkräftiger der Herzmuskel ist, desto weniger Schläge müssen pro Minute ausgeführt werden, um die gleiche Menge Blut durch den Körper zu befördern. Auf Dauer werden so der Ruhepuls und der Blutdruck abgesenkt.

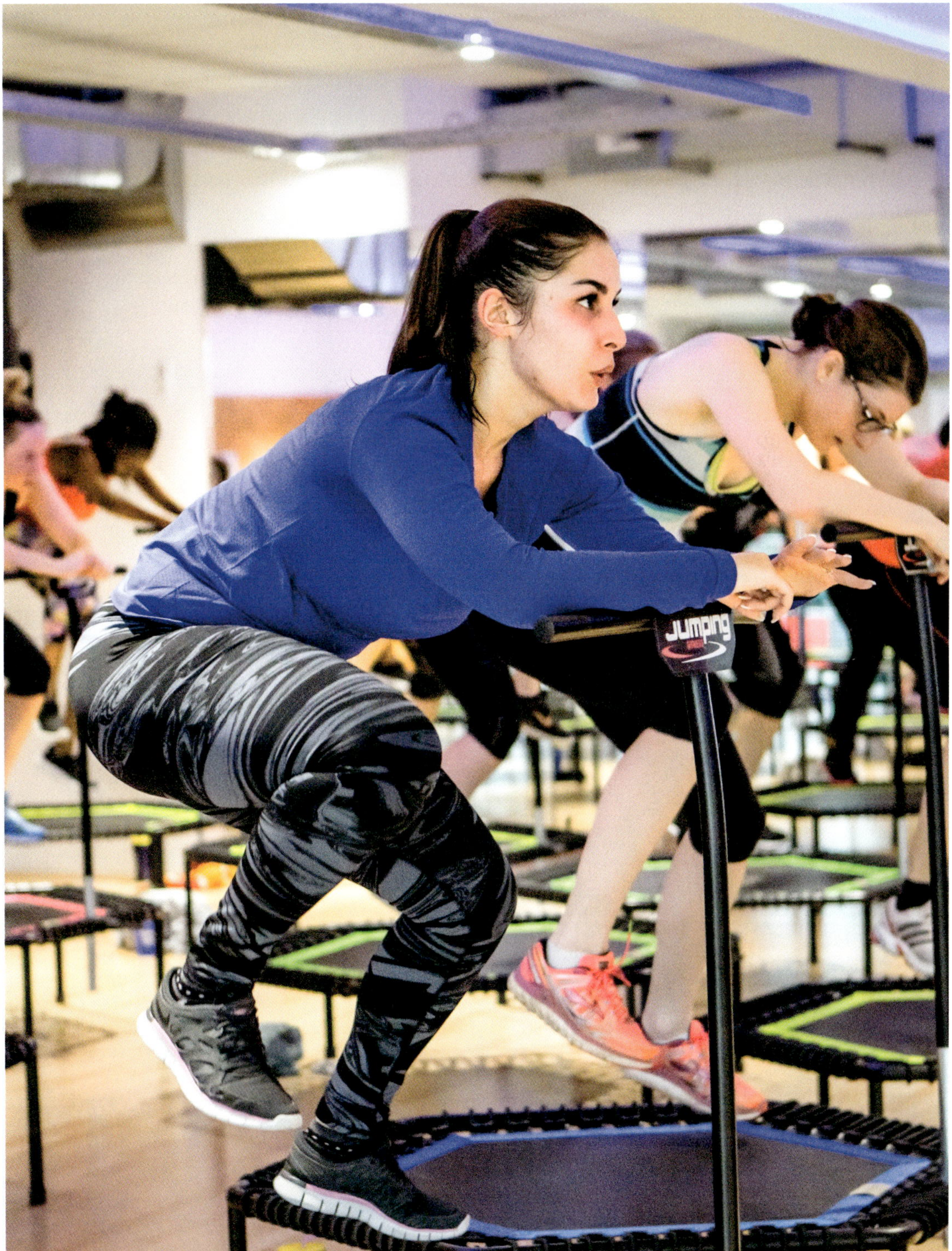
Jumping

Osteoporose und Arthrose haben keine Chance

Auch Sehnen, Bänder, Knochen, Knochengewebe und Gelenke profitieren von regelmäßigem Training auf dem Trampolin. Insbesondere die schnellen Muskelfasern der Skelettmuskulatur werden durch die reaktionsschnellen Bewegungen gefordert und gefördert. Die Zugbewegungen, die die Muskulatur bei der Kontraktion auf die Knochen ausüben, regen diese zur Produktion neuen Knochenmaterials an und beugen so Osteoporose vor. Um die Gelenke vor einer erhöhten Reibung und Abnutzung zu schützen, befindet sich zwischen den gelenkbildenden Knochen die Gelenkschmiere, die sogenannte Synovialflüssigkeit, die während des Trainings mit Nährstoffen versorgt wird. Somit beugt das Trampolinspringen nicht nur Arthrose vor, sie kann, wie wissenschaftliche Studien beweisen, sogar gestoppt werden. Zusätzlich hilft der weiche Untergrund, den das Sprungtuch des Trampolins bildet, Stauchungen in den Gelenken und der Wirbelsäule auf ein Minimum zu reduzieren.

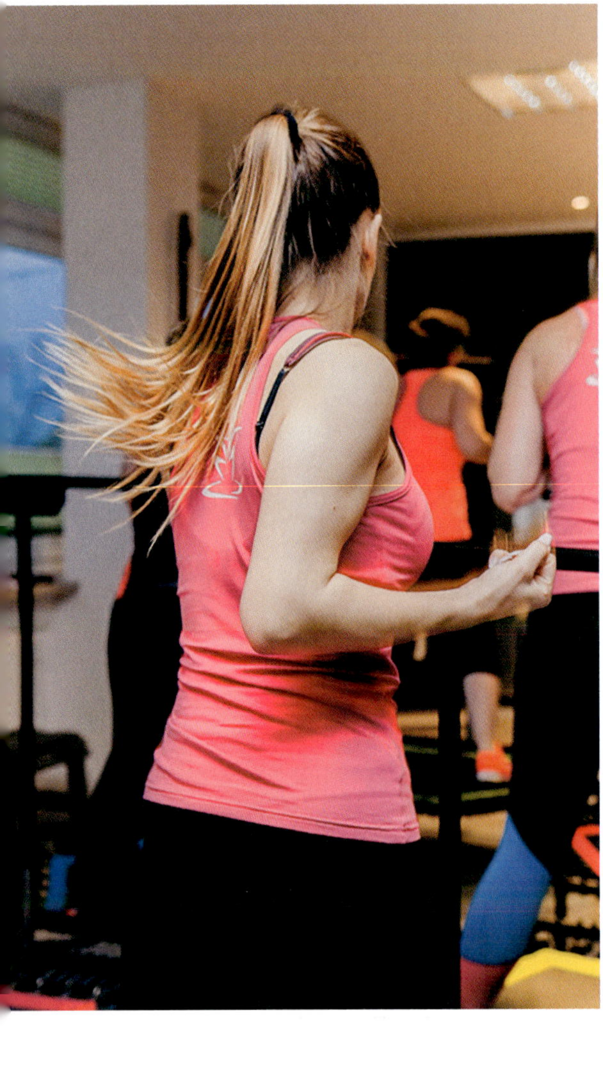

Für ein starkes Bindegewebe

Zu guter Letzt sorgt Jumping Fitness dafür, dass auch die Faszien – das sind Bindegewebsstrukturen, die unseren ganzen Körper durchziehen – gestärkt werden. Sie sorgen dafür, dass sämtliche Organe am richtigen Platz gehalten werden, die Muskeln in Form bleiben und auch Knochen, Gelenke und deren Bandstrukturen stabil bleiben. Dadurch kann beispielsweise der Beckenboden gestärkt und so einer schwachen Blase oder Stressinkontinenz vorgebeugt werden.

Jumping Fitness sorgt nicht nur für jede Menge Spaß, sondern bietet auch zahlreiche gesundheitliche Vorteile.

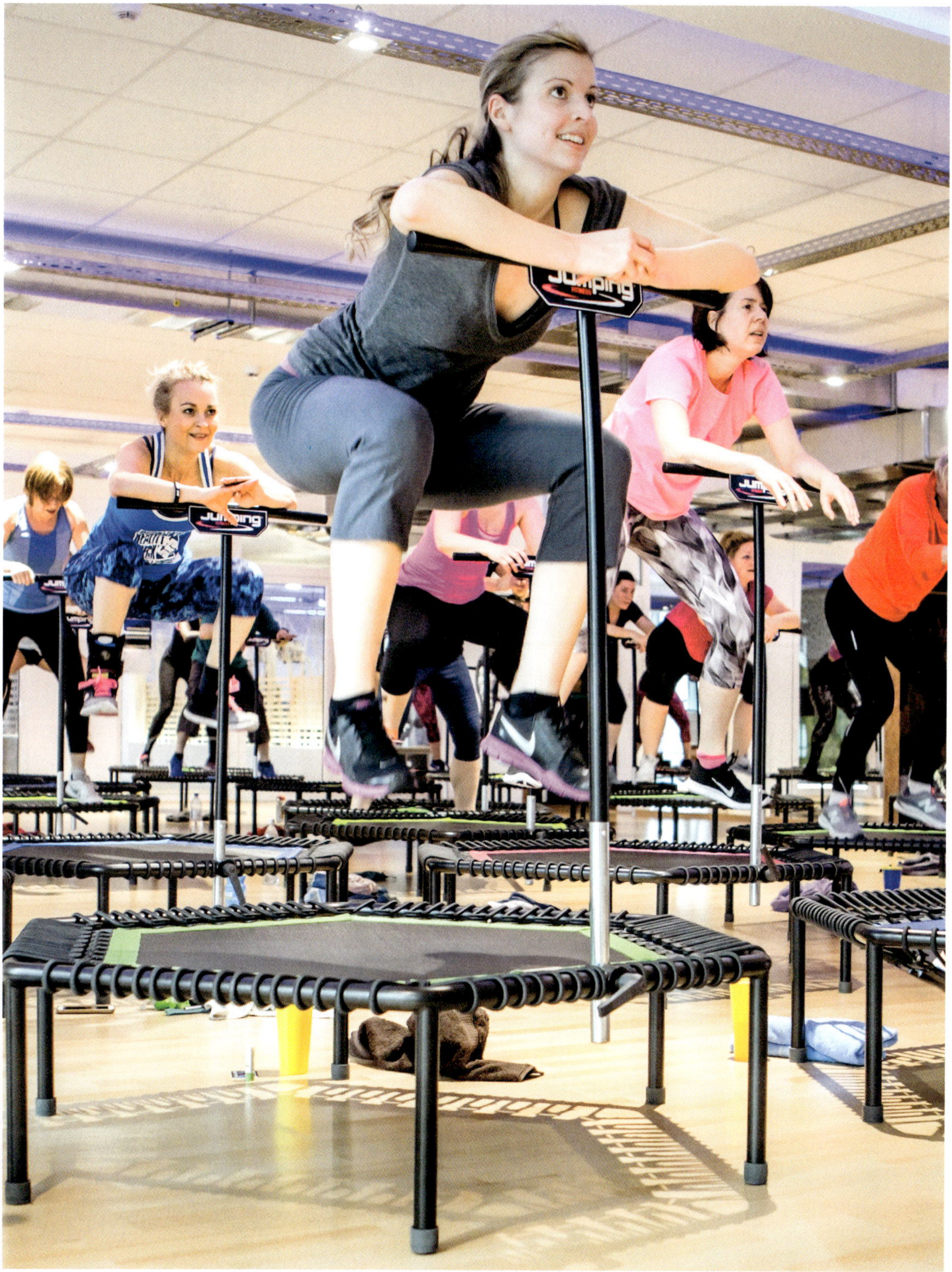
Jumping

Sprungtechnik und Grundschritte

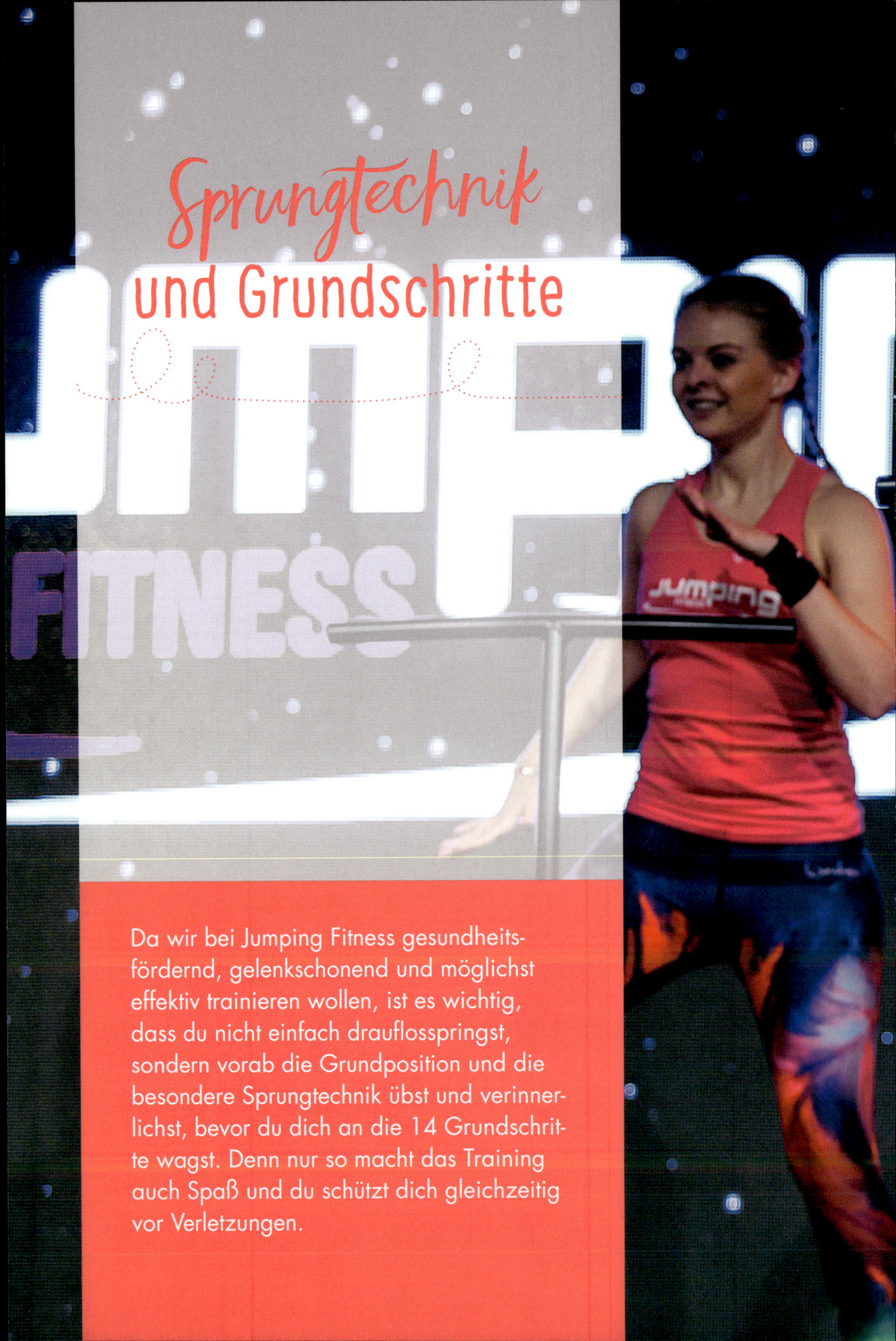

Da wir bei Jumping Fitness gesundheitsfördernd, gelenkschonend und möglichst effektiv trainieren wollen, ist es wichtig, dass du nicht einfach drauflosspringst, sondern vorab die Grundposition und die besondere Sprungtechnik übst und verinnerlichst, bevor du dich an die 14 Grundschritte wagst. Denn nur so macht das Training auch Spaß und du schützt dich gleichzeitig vor Verletzungen.

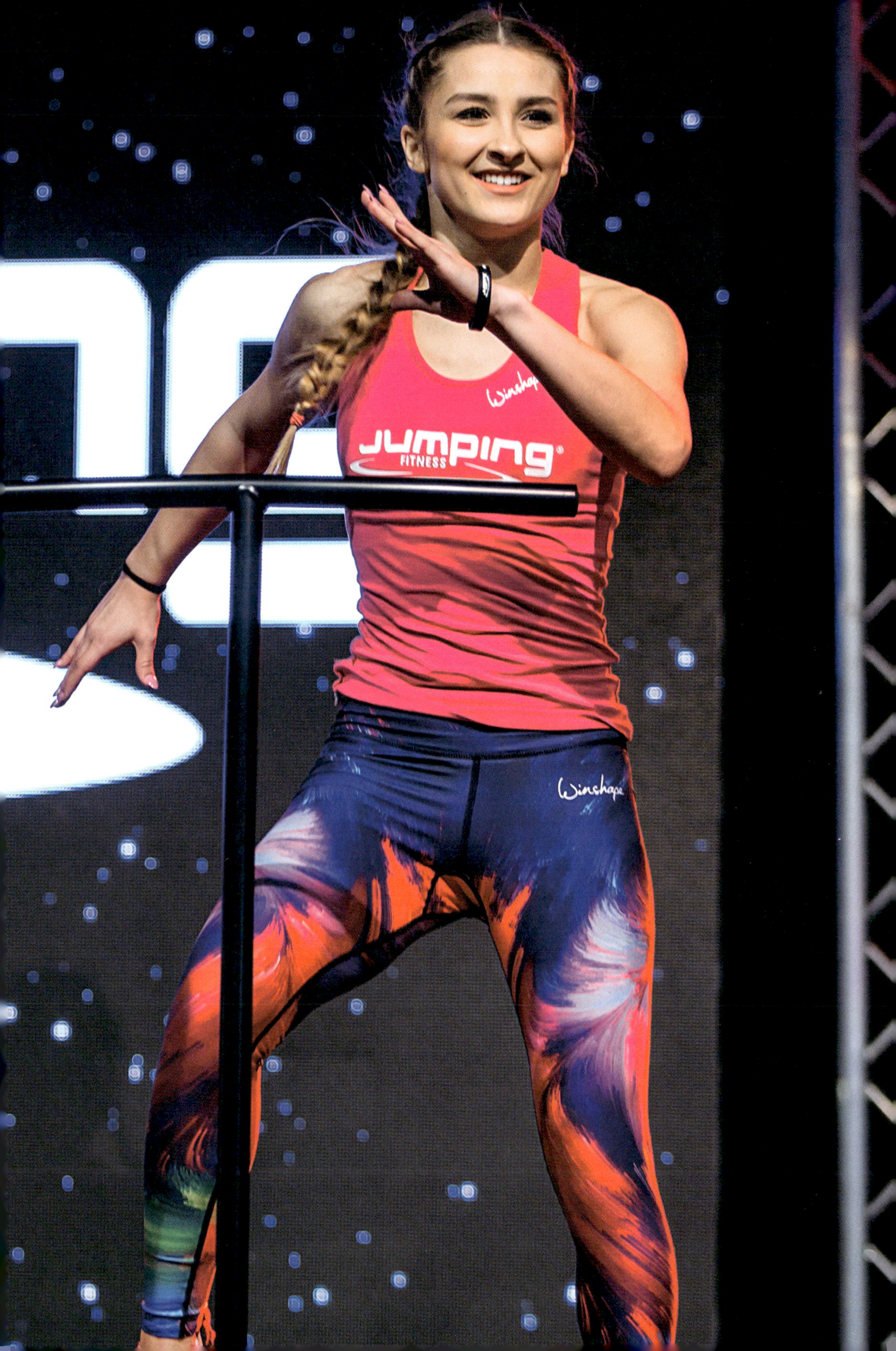
Winshape
JUMPING
FITNESS
Winshape

DIE GRUNDPOSITION

Im Folgenden stelle ich dir die Grundposition vor, mit der du jedes Workout startest. Sie ist sehr wichtig, damit du von Anfang an die richtige Körperhaltung für alle Schritte und Sprünge einnimmst, um Verletzungen vorzubeugen. Wir gehen sie nun Schritt für Schritt durch und beginnen bei den Füßen:

1. Stelle dich für eine optimale Ausgangsposition mit dem Blick Richtung Griff in die Mitte des Trampolins. Öffne die Füße etwas weiter als hüftbreit parallel. Die Zehenspitzen zeigen ganz leicht nach außen.
2. Beuge nun die Knie und bringe dabei das Körpergewicht nach hinten unten, sodass der Schwerpunkt auf den Fersen liegt. Achte darauf, dass sich die gebeugten Knie nicht vor die Fußspitzen oder zueinanderschieben.
3. Neige den Oberkörper leicht nach vorn.
4. Richte das Becken so auf, dass der untere Rücken gerade ist und kein Hohlkreuz bildet.
5. Schiebe die Schulterblätter nach hinten unten und ziehe sie im Rücken etwas zusammen. Damit öffnest du den Schultergürtel nach vorn.
6. Senke das Kinn Richtung Brustbein ab, sodass sich der Nacken in Verlängerung zur Wirbelsäule befindet.
7. Stütze zunächst die Hände in den Hüften ab.

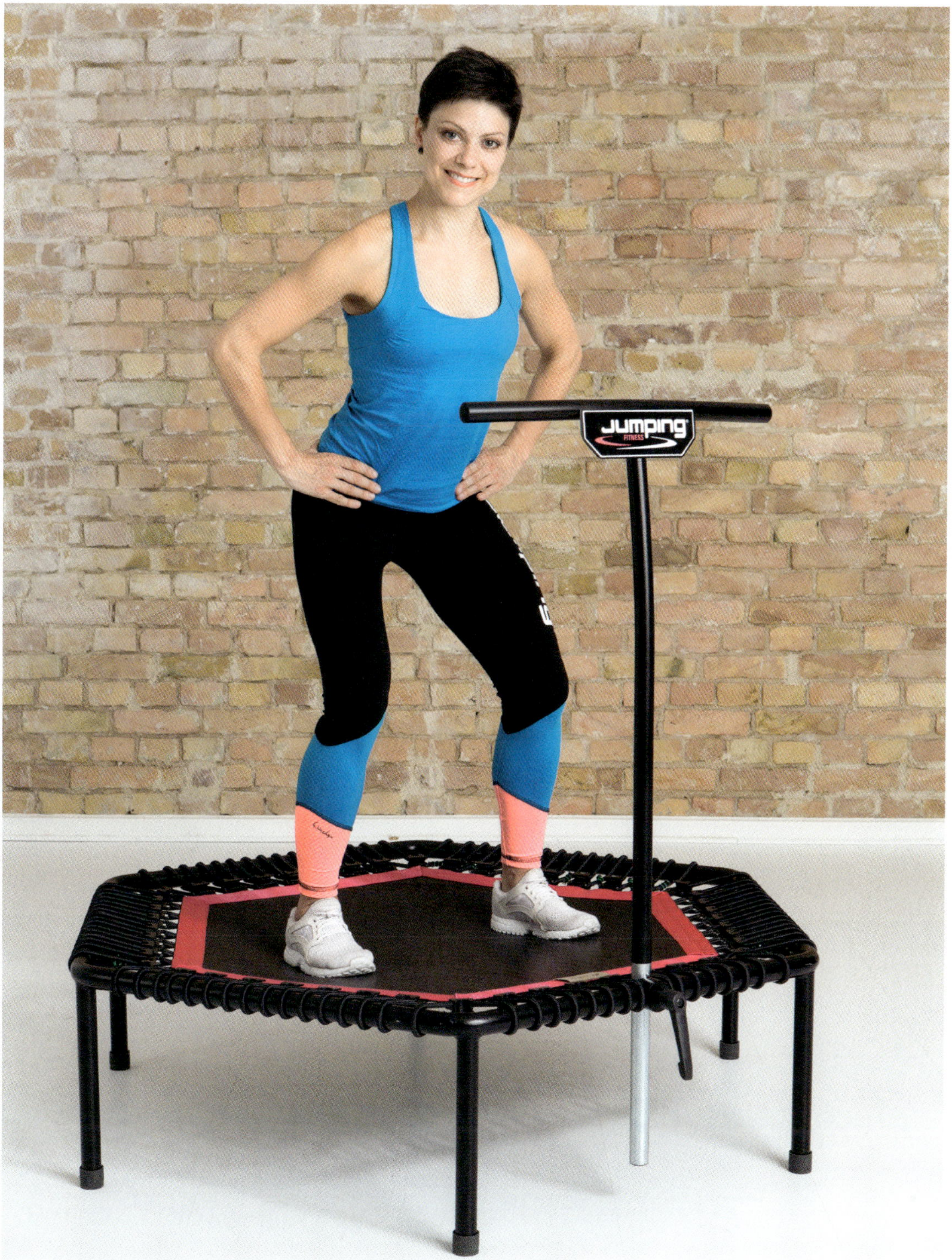
jumping
FITNESS

DIE SPRUNGTECHNIK

1. Um einen ersten technisch korrekten Sprung auszuführen, nimmst du zunächst die Grundposition ein. Dabei spannst du den Bauch an, indem du den Bauchnabel leicht zur Wirbelsäule ziehst.
2. Beginne nun zu springen, indem du die Knie zur Brust nach oben ziehst. Der Oberkörper behält jedoch seine Position bei und der Kopf bleibt möglichst auf einer Höhe.
3. Lande nach jedem Sprung möglichst wieder in der Grundposition. Wiederhole diesen Vorgang einige Male, bis du das Bewegungsgefühl der Sprungtechnik verinnerlicht hast.

STOMPING

Als Stomping wird die Ausführung einiger Schritte in ihrer höchsten Intensität bezeichnet. Dabei werden bei jedem Sprung die Knie maximal schnellkräftig Richtung Brustkorb gezogen. Die Bewegungsamplitude ist hier besonders groß. Je schneller du also die Bewegung ausführst, desto mehr Kraft und Energie musst du aufwenden. Beim Stomping empfehle ich dir, die Unterarme locker auf die Handlebar aufzulegen oder die Arme in der Luft fixiert zu halten.

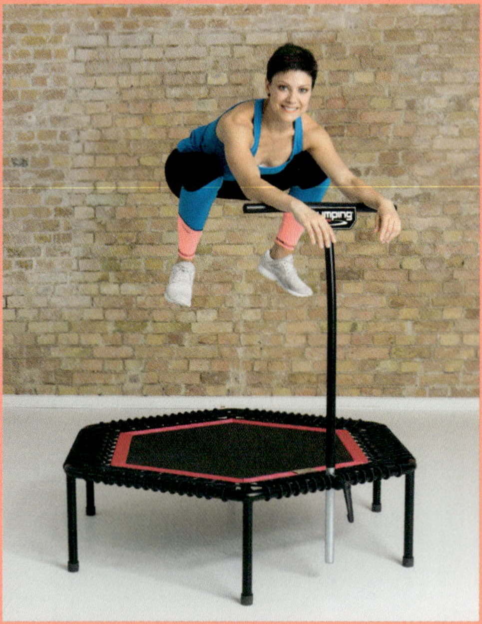

Nicht alle Schritte können im Stomping ausgeführt werden. Lediglich Schritte, bei denen mit beiden Beinen abgesprungen und gelandet wird, können »gestompt« werden. Dazu gehören der Basic, der Rebound, der Jack, der Scissors, der One on One und Two on Two, der Twist und der Side to Side sowie ihre Varianten.

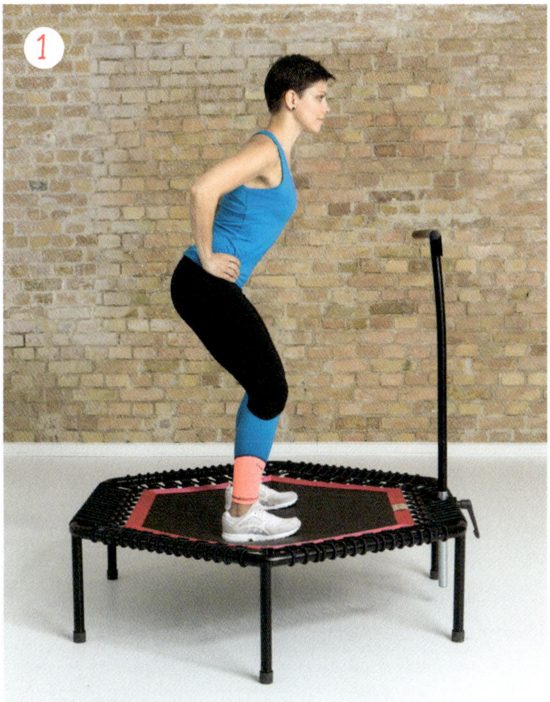

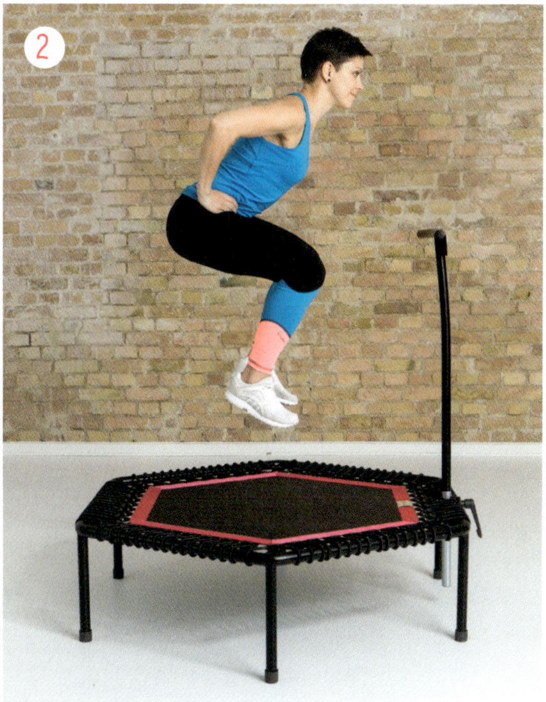

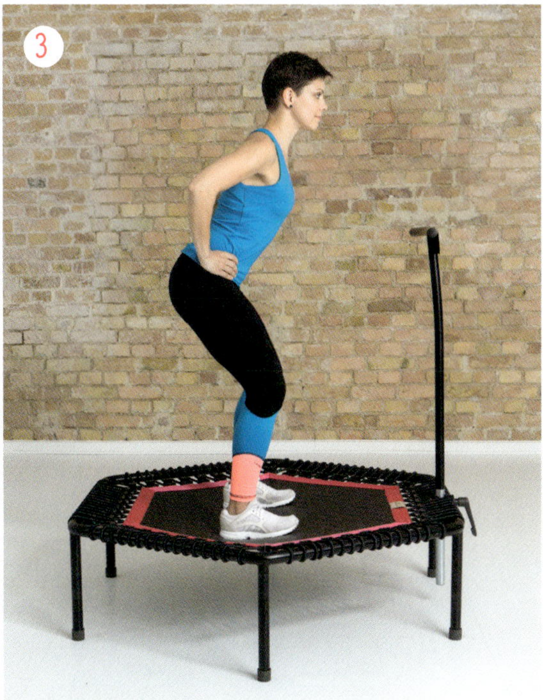

HINWEISE

- Bleibe mit dem Oberkörper stabil und leicht nach vorn geneigt.
- Springe nicht nach oben, sondern in das Trampolintuch hinein. Das Heranziehen der Oberschenkel Richtung Brustkorb, also der Kniehub zum Oberkörper, ist hier der Schlüssel zur richtigen Technik. Dabei bleibt die Bauchmuskulatur bei allen Sprüngen angespannt. Dies dient der Kräftigung der Bauch- beziehungsweise gesamten Rumpfmuskulatur und dem Schutz der Wirbelsäule. Wir umgehen mit dieser Technik die negativen Auswirkungen der Schwerkraft auf den Bewegungsapparat und trainieren somit gelenkschonend und kräftigend.

WAS DU NICHT TUN SOLLTEST

Auf den folgenden Bildern siehst du, was du bei den Sprüngen auf alle Fälle vermeiden solltest. Wie schon erwähnt, verminderst du mit der richtigen Sprungtechnik unter anderem das Verletzungsrisiko. Du willst neben dem Spaßfaktor aber sicherlich auch ein effektives Training absolvieren, und das ist eben nur mit einer korrekten Technik möglich.

Nicht hochspringen!

Ein Hochspringen hat im Rahmen von Jumping Ftness keinerlei Trainingswirkung. Einerseits birgt die Stauchung in den Gelenken durch die erhöhte Schwerkraft bei hohen Sprüngen ein hohes Verletzungsrisiko. Andererseits geht es bei Jumping Fitness vorrangig um Ausdauertraining, bei dem du die Sprünge in einem möglichst schnellen Tempo ausführen solltest.

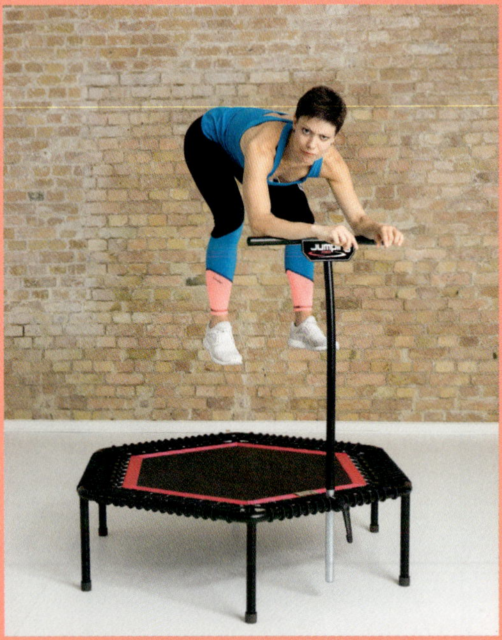

Nicht vom Trampolin herunterspringen!

Während des Springens auf dem Trampolin passt sich die Kontraktion, also das Zusammenziehen der Muskulatur, an den weichen Untergrund an. Das heißt, dass die Muskeln während des Trainings auf dem Trampolin minimal langsamer kontrahieren als auf festem Untergrund. Springst du nun unvorbereitet von dem weichen Trampolintuch auf den harten Fußboden, kann es durch die verlangsamte Kontraktion, an die sich der Bewegungsapparat gerade gewöhnt hat, zu Verletzungen an Gelenken, Bändern und Muskeln kommen.

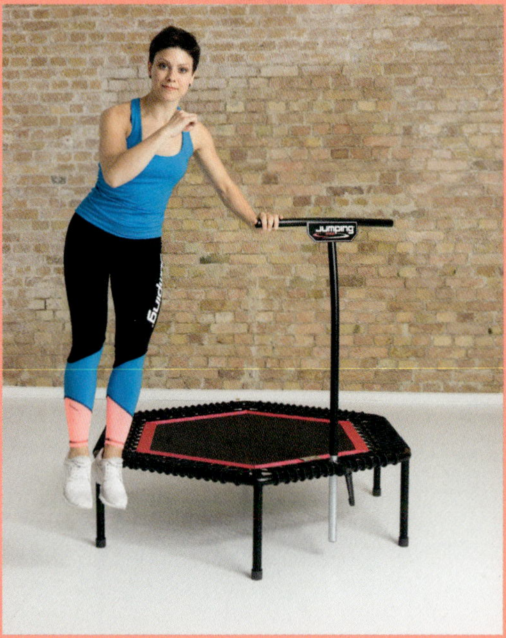

Beim Springen nicht mit dem Oberkörper nach hinten lehnen!

Neigst du dich beim Springen zu sehr nach hinten, kann es durch die Stauchung in der Rückbeuge zu Verletzungen der Wirbelsäule – im schlimmsten Fall zu einem Bandscheibenvorfall – kommen.

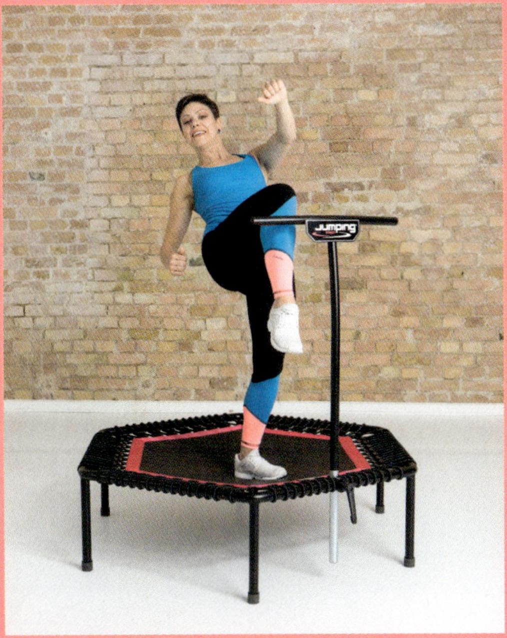

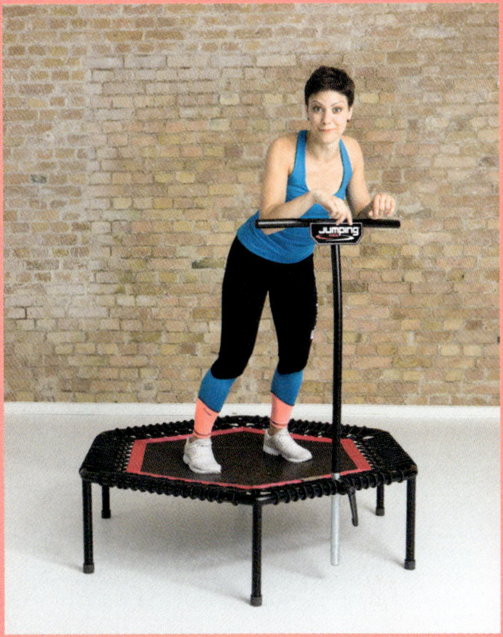

Nicht an die Handlebar an- oder darauflehnen, nach ihr greifen oder daran ziehen!

Die Unterarme werden nur locker aufgelegt. Ein festes Greifen führt zu Verkrampfungen im Hals-Nacken-Schulterbereich. Die Stabilität, die du während der Bewegung im Oberkörper halten sollst, trainiert die Bauch- und Rückenmuskulatur, dazu benötigst du die Handlebar nicht. Sie ist außerdem nicht darauf ausgelegt, ein großes Gewicht zu tragen.

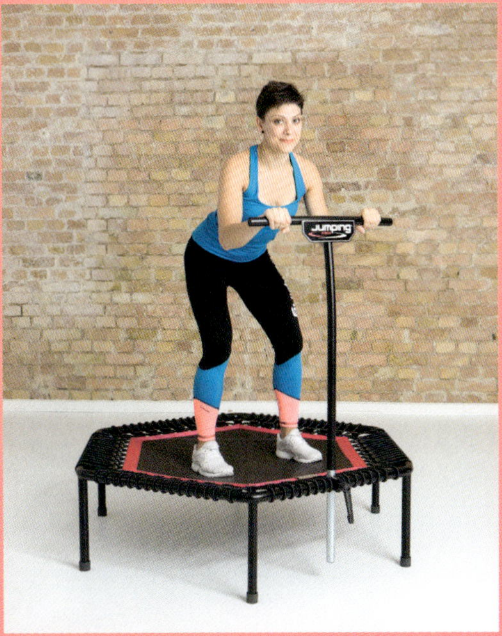

BASIC

1. Stelle dich mittig auf das Trampolin und nimm die Grundposition ein. Halte die Hände auf Brusthöhe vor dir und winkle die Ellenbogen um 90 Grad an.
2. Beginne nun zu springen, indem du die Knie zur Brust nach oben ziehst. Führe zeitgleich die Arme seitlich am Oberkörper entlang nach hinten.
3. Lande mit den Ellenbogen nach hinten auf dem Trampolin.
4. Führe einen zweiten Sprung aus und nimm die Arme diesmal seitlich am Körper entlang nach vorn.
5. So landest du in der Ausgangsposition.

HINWEIS

Die Ellenbogen bleiben während des gesamten Bewegungsablaufs im 90-Grad-Winkel gebeugt.

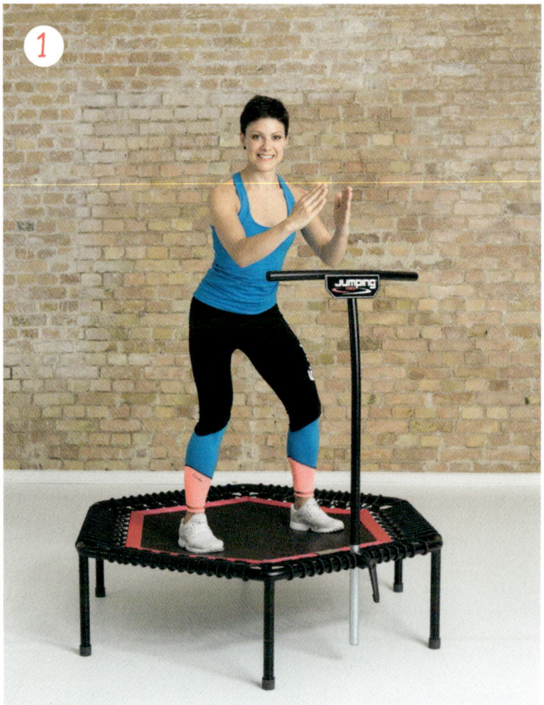

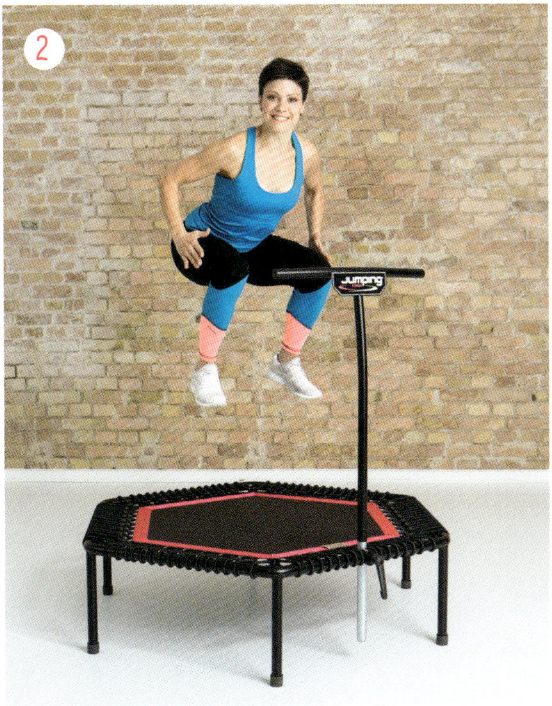
2
Jumping

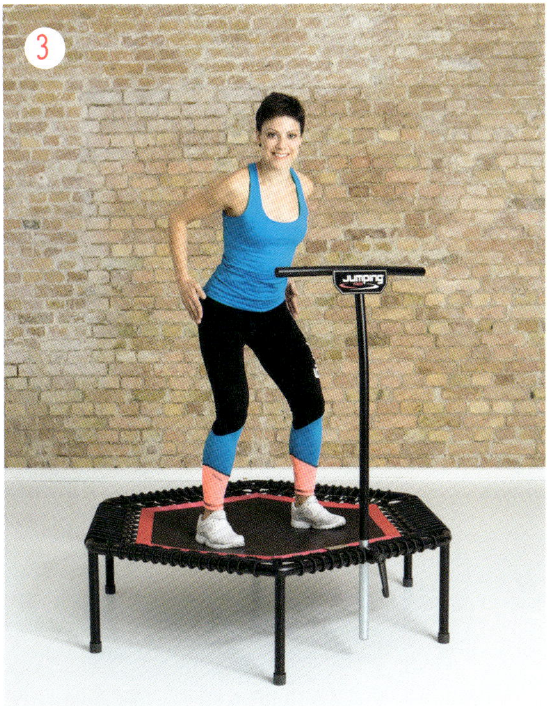
3
Jumping

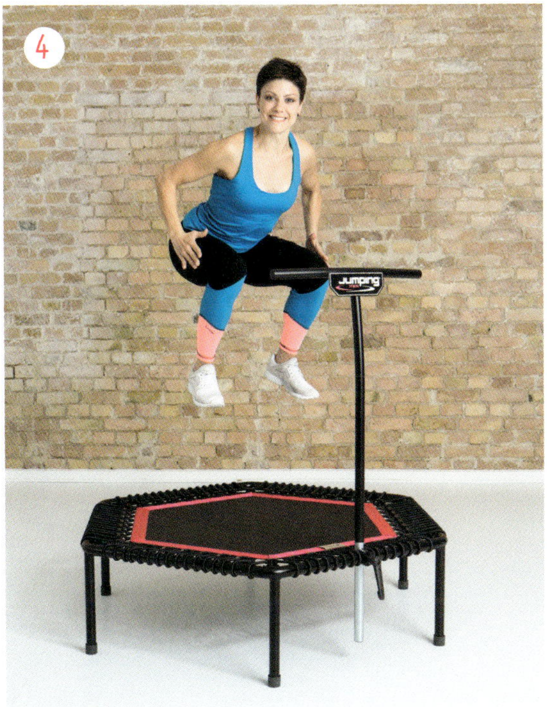
4
Jumping

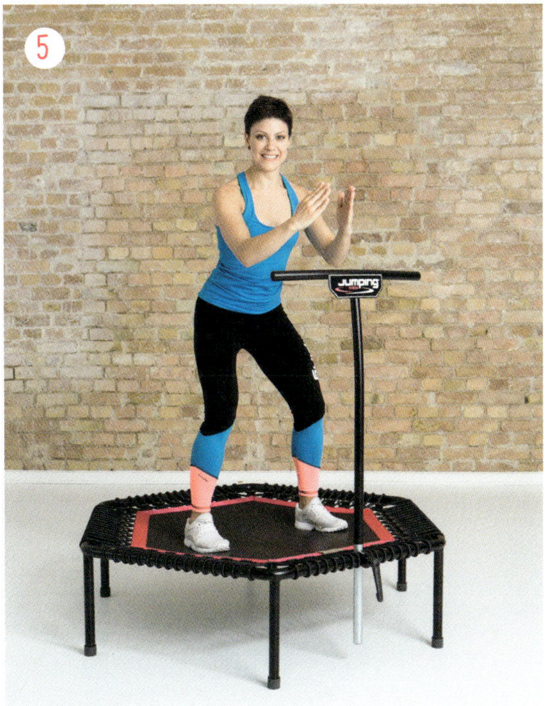
5
Jumping

VARIANTE 1: BASIC GESCHLOSSEN

(Fotos)

1. Du kannst den Basic auch mit geschlossenen Füßen ausführen. Achte darauf, dass die Füße eng beieinanderbleiben. Die Knie müssen sich nicht berühren. Nimm wieder die Grundposition ein.
2. Springe mit geschlossenen Füßen nach oben und ziehe die Arme angewinkelt nach hinten.
3. Lande mit den Ellenbogen nach hinten auf dem Trampolin.
4. Wiederhole den Sprung und führe die Arme nach vorn.
5. So landest du wieder in der Ausgangsposition.

VARIANTE 2: BASIC VOR UND ZURÜCK

Außerdem kannst du den Basic offen oder geschlossen auch im Wechsel nach vorn und hinten springen. Achte darauf, dass du dabei auf dem Trampolintuch bleibst.

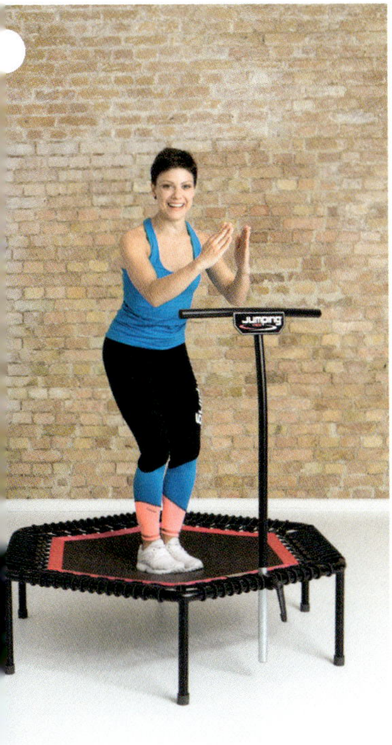

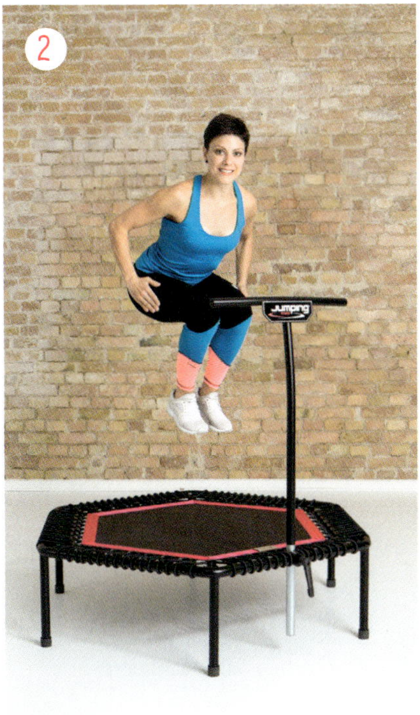
2

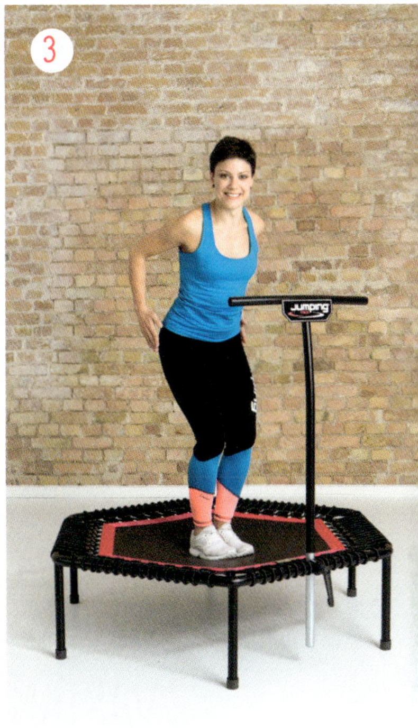
3

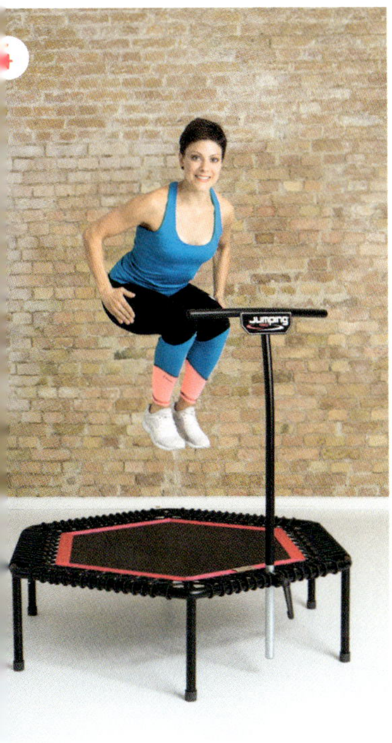

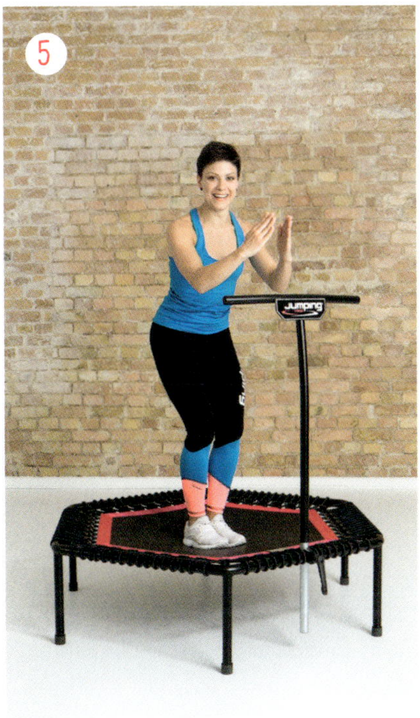
5

BOUNCE BALANCE

(Fotos)

1. Stelle dich mittig auf das Trampolin und nimm die Grundposition ein. Verlagere das Gewicht auf den rechten Fuß. Lasse das Knie des Standbeins leicht gebeugt. Löse die linke Ferse vom Trampolin. Die Fußspitze berührt weiterhin leicht das Trampolintuch. Führe den rechten Arm im 90-Grad-Winkel gebeugt nach vorn und den linken Arm nach hinten.
2. Verlagere nun das Gewicht auf den linken Fuß und hebe die rechte Ferse an. Wechsle dabei die Armstellung. Führe die Bewegung in einem fließenden Wechsel federnd von einem Bein auf das andere fort.

VARIANTE: BOUNCE BALANCE DOUBLE

Den Bounce Balance kannst du ebenso doppelt ausführen. Federe dazu zweimal mit dem Standbein ins Trampolintuch. Die Arme werden in ihrer Position gehalten und federn nicht doppelt mit.

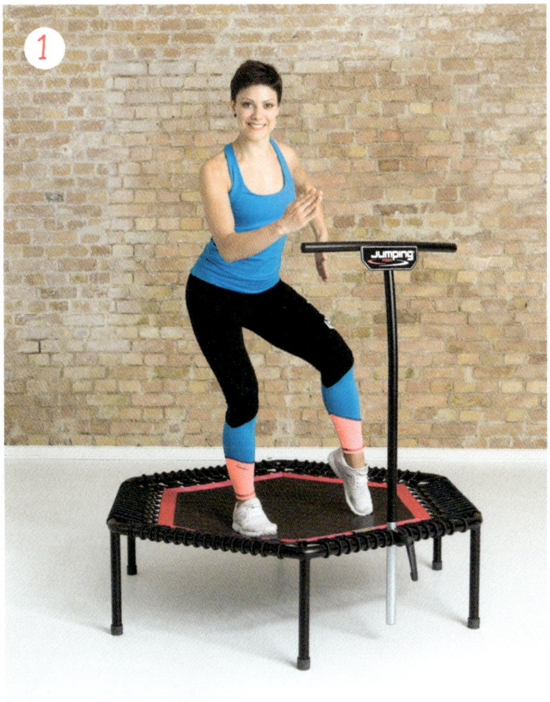

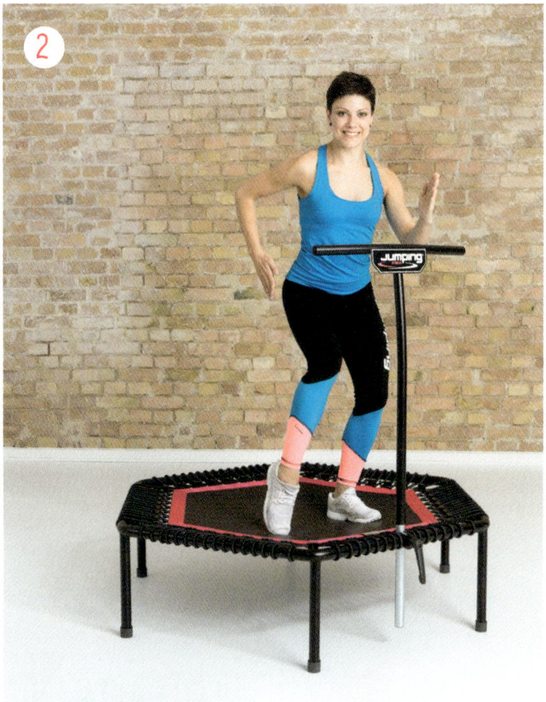

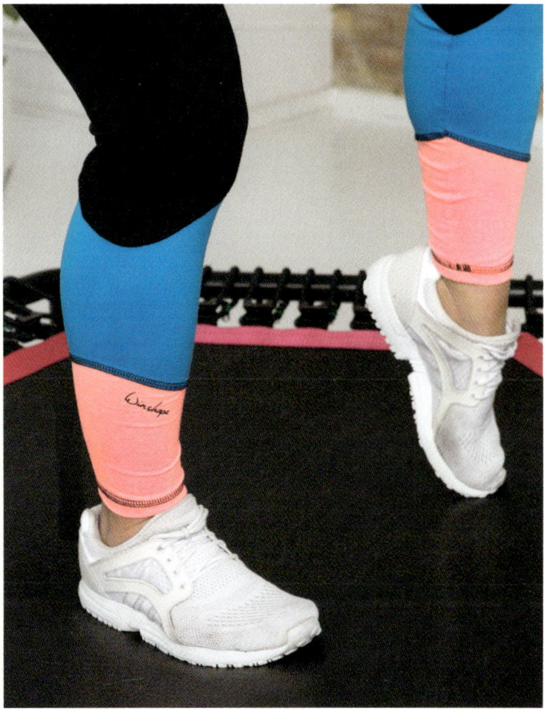

HINWEIS

Achte darauf, dass wirklich nur die Fußspitze das Sprungtuch berührt, aber kein Gewicht darauf lastet.

TIP TOE

(Fotos)

1. Stelle dich mittig auf das Trampolin und nimm die Grundposition mit geschlossenen Füßen ein. Verlagere das Gewicht auf den rechten Fuß. Lasse das Knie des Standbeins leicht gebeugt. Löse die linke Ferse vom Trampolin. Die Fußspitze berührt weiterhin leicht das Trampolintuch. Führe den rechten Arm im 90-Grad-Winkel gebeugt nach vorn und den linken Arm nach hinten.
2. Verlagere nun das Gewicht auf den linken Fuß und hebe die rechte Ferse an. Wechsle dabei die Armstellung. Führe die Bewegung in einem fließenden Wechsel federnd von einem Bein auf das andere fort.

VARIANTE: TIP TOE DOUBLE

Den Tip Toe kannst du ebenso doppelt ausführen. Federe dazu zweimal auf der Seite des Standbeins ins Trampolintuch. Die Arme werden in ihrer Position gehalten und federn nicht doppelt mit.

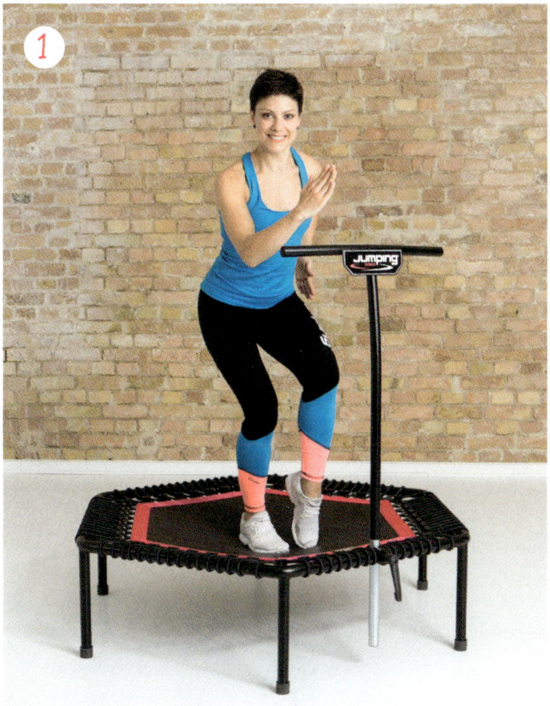

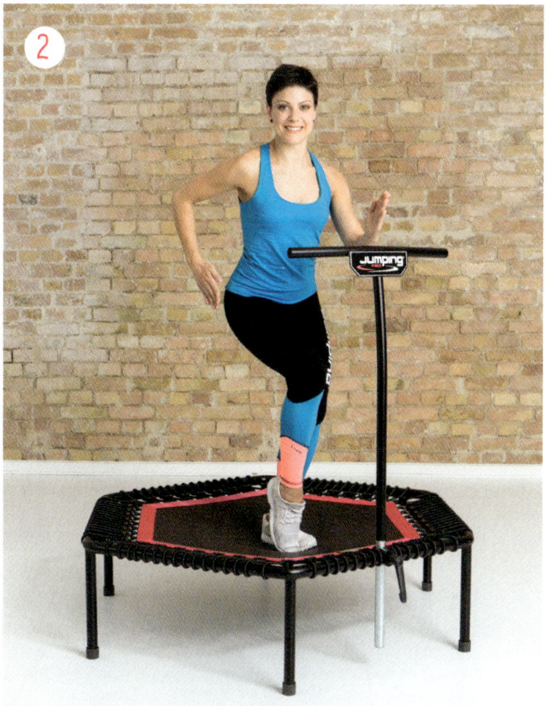

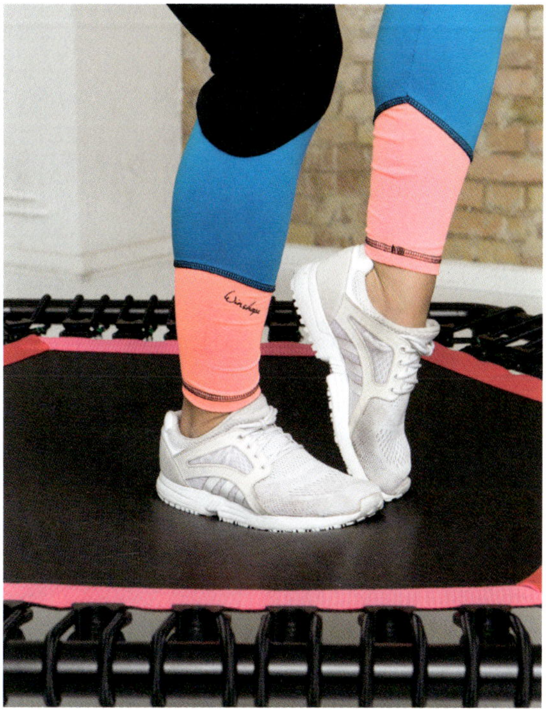

TIPP

Stelle dir vor, dass deine Füße ganz eng beieinander in einem Schuhkarton stehen und du lediglich die Fersen im Wechsel heben kannst. Die Fußspitzen bleiben ganz nah beieinander. Halte den Körperschwerpunkt hinten auf der Ferse des Standbeins und drücke sie fest ins Trampolintuch.

HEEL

(Fotos)

1. Stelle dich mittig auf das Trampolin und nimm die Grundposition mit geschlossenen Füßen ein. Verlagere das Gewicht auf den rechten Fuß. Lasse das Knie des Standbeins leicht gebeugt. Tippe mit der linken Ferse nach vorn auf. Führe den rechten Arm im 90-Grad-Winkel gebeugt nach vorn und den linken Arm nach hinten.
2. Springe auf den linken Fuß und wechsle die Armstellung. Tippe jetzt mit der rechten Ferse vorn auf.

HINWEISE

- Halte das Körpergewicht auf dem jeweiligen Standbein.
- Tippe mit der Ferse auf dem Tuch auf, ohne sie zu belasten.
- Lasse das Knie des jeweils tippenden Beins leicht gebeugt.

VARIANTE 1: HEEL IM V

Der Heel lässt sich auch im V ausführen. Dazu tippst du mit der Ferse in die vorderen seitlichen Tuchecken.

VARIANTE 2: HEEL DOUBLE

Den Heel kannst du ebenso doppelt ausführen. Springe dazu zweimal auf dem Standbein und tippe gleichzeitig mit der Ferse des anderen Beins zweimal auf.

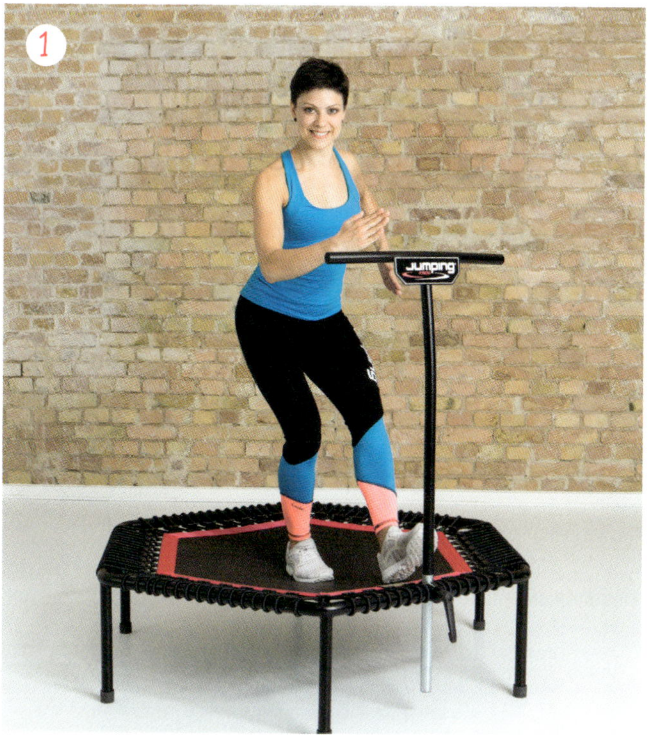
1
jumping

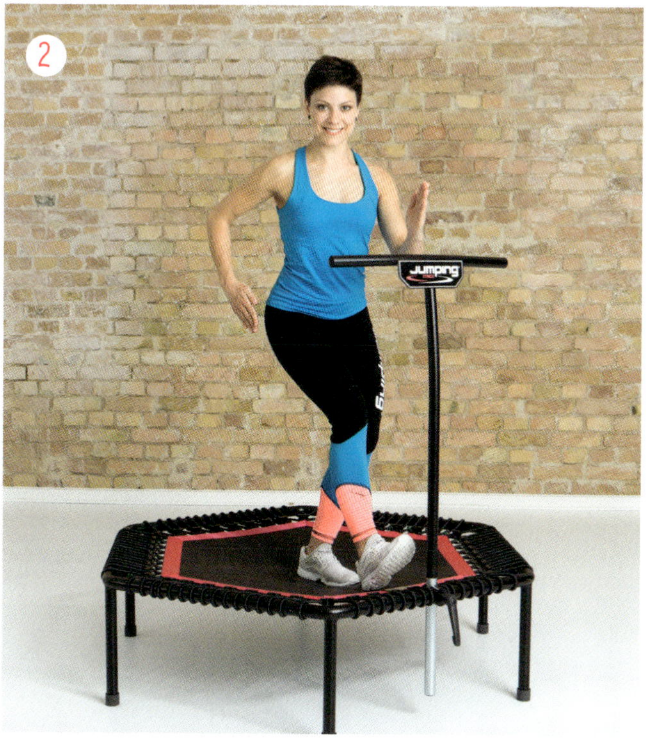
2
jumping

KICK

(Fotos)

1. Stelle dich mittig auf das Trampolin und nimm die Grundposition mit geschlossenen Füßen ein. Verlagere das Gewicht auf den rechten Fuß. Lasse das Knie des Standbeins leicht gebeugt. Kicke mit dem linken Bein links an der Handlebar vorbei nach vorn. Führe den rechten Arm im 90-Grad-Winkel gebeugt nach vorn und den linken Arm nach hinten.
2. Springe auf den linken Fuß und kicke mit dem rechten Bein rechts an der Stange vorbei. Führe die Arme gegengleich mit.

HINWEIS

Halte den Oberkörper beim Kick aktiv nach vorn geneigt. Spanne dazu die Bauchmuskeln an.

VARIANTE 1: KICK IM V

Der Kick lässt sich auch im V ausführen. Dazu kickst du mit den Beinen in Richtung der vorderen seitlichen Trampolinecken.

VARIANTE 2: KICK DOUBLE

Beim doppelten Kick springst du zweimal auf dem Standbein und führst zwei Kicks mit dem anderen Bein aus.

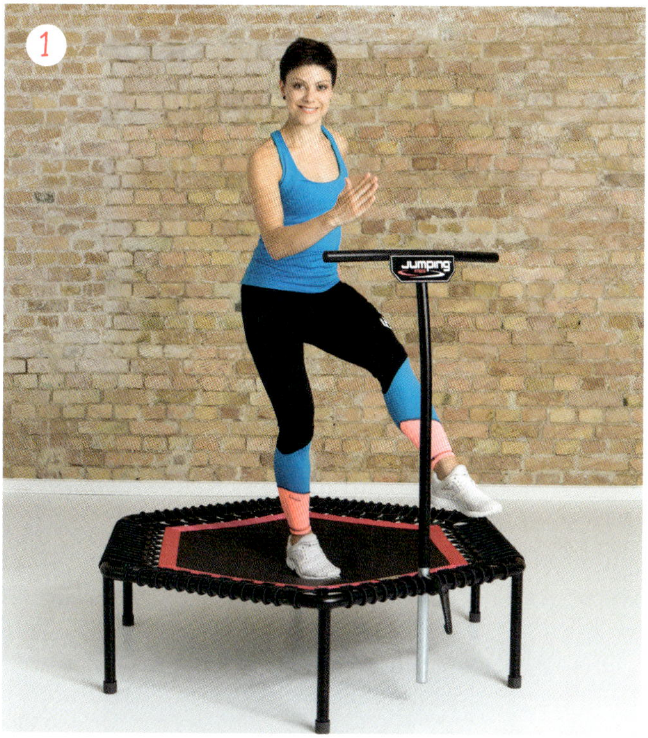
1
Jumping

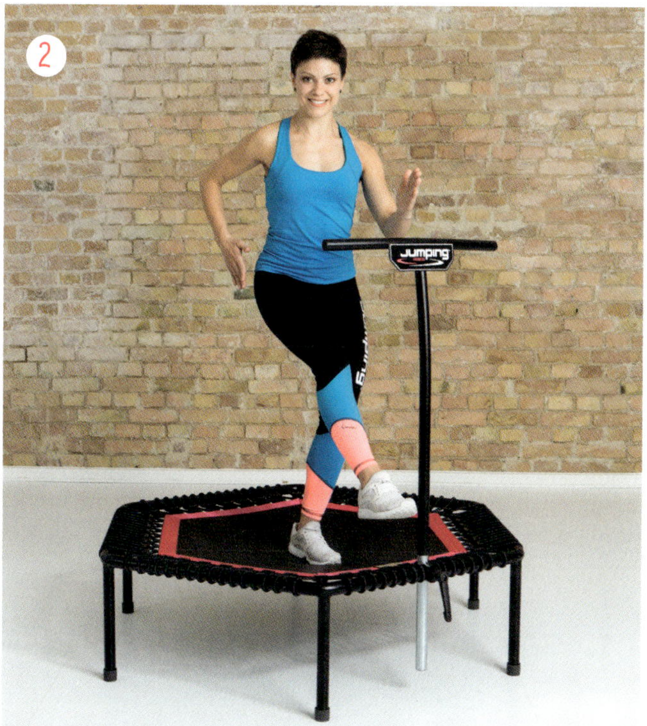
2
Jumping

JOGGING

(Fotos)

1. Stelle dich mittig auf das Trampolin und nimm die Grundposition mit geschlossenen Füßen ein. Verlagere das Gewicht auf den rechten Fuß. Lasse das Knie des Standbeins leicht gebeugt. Ziehe das linke Knie so hoch du kannst nach oben zur Brust heran. Führe den rechten Arm im 90-Grad-Winkel gebeugt nach vorn und den linken Arm nach hinten.
2. Springe auf den linken Fuß und ziehe das rechte Knie nach oben zur Brust heran. Führe die Arme gegengleich mit.

HINWEIS

Halte den Oberkörper während des Joggings aktiv nach vorn geneigt. Spanne dazu die Bauchmuskeln an.

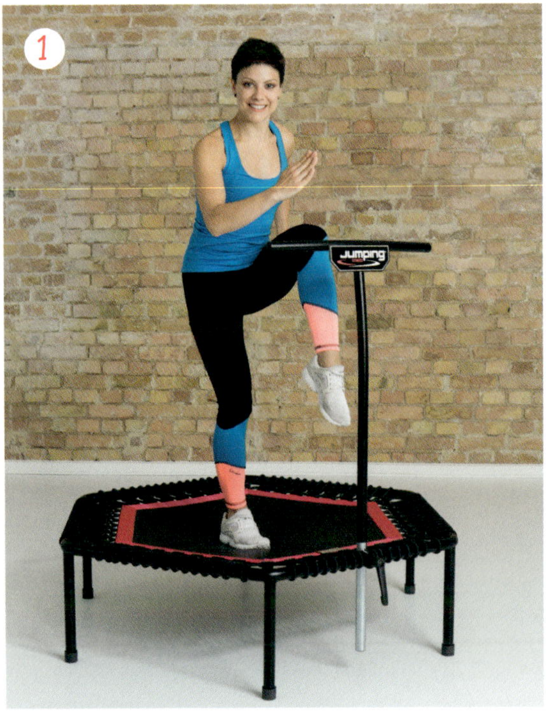

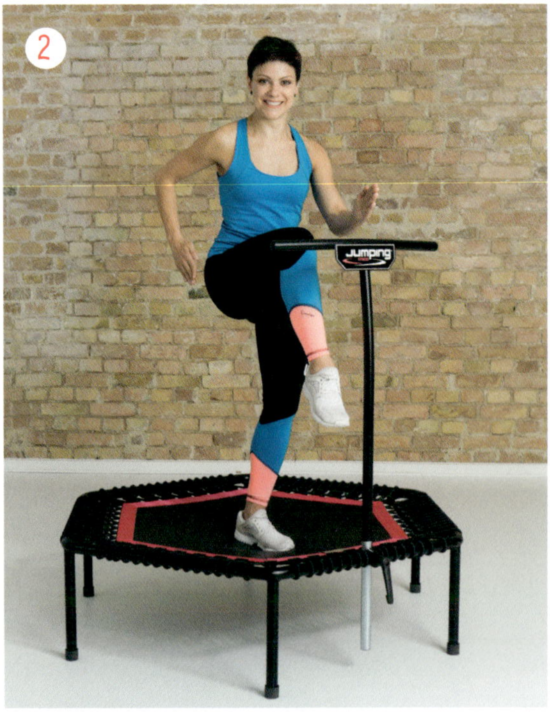

VARIANTE 1: JOGGING IM V

Jogging lässt sich auch im V ausführen. Dazu öffnest du das jeweils nach oben gezogene Knie in Richtung der vorderen seitlichen Trampolinecken.

VARIANTE 2: JOGGING DOUBLE

Beim doppelten Jogging springst du zweimal auf dem Standbein und hältst dabei das angezogene Knie oben.

VARIANTE 3: SKIPPING

Du kannst das Jogging auch mit maximaler Geschwindigkeit ausführen. Diese Übung wird Running oder Skipping genannt.

BEAT

(Fotos)

1. Stelle dich mittig auf das Trampolin und nimm die Grundposition mit geschlossenen Füßen ein. Verlagere das Gewicht auf den rechten Fuß. Lasse das Knie des Standbeins leicht gebeugt. Tippe mit der linken Fußspitze vorn auf und führe beide Arme parallel im 90-Grad-Winkel gebeugt nach hinten.
2. Springe in die geschlossene Position zurück und führe nun beide Arme parallel nach vorn.
3. Tippe mit der rechten Fußspitze nach vorn auf und führe die Arme wieder nach hinten.
4. Springe wieder zurück in die Mitte und nimm die Arme nach vorn.

VARIANTE: BEAT DOUBLE

Beim doppelten Beat tippst du zweimal mit der Fußspitze vorn auf und springst anschließend den geschlossenen Basic zweimal.

TIPP

Der Beat hat als einziger Sprung einen geschlossenen Basic als Zwischenbewegung. Sprich am besten laut mit der Bewegung mit: »Tipp – schließen – tipp – schließen.«

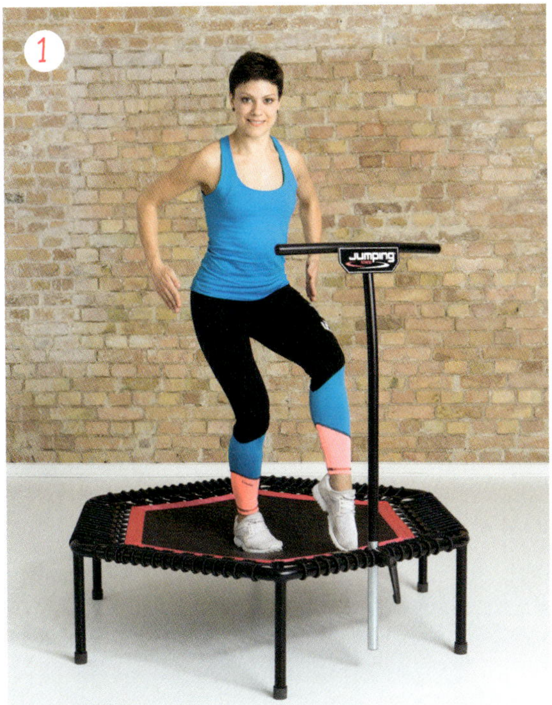
1

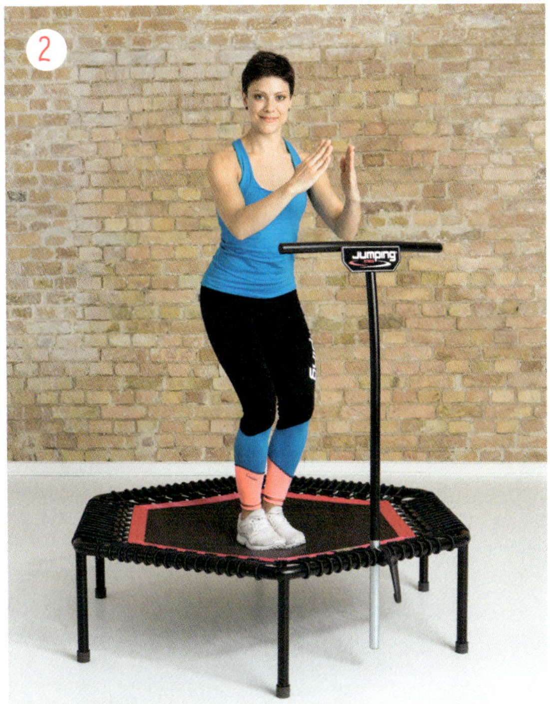
2

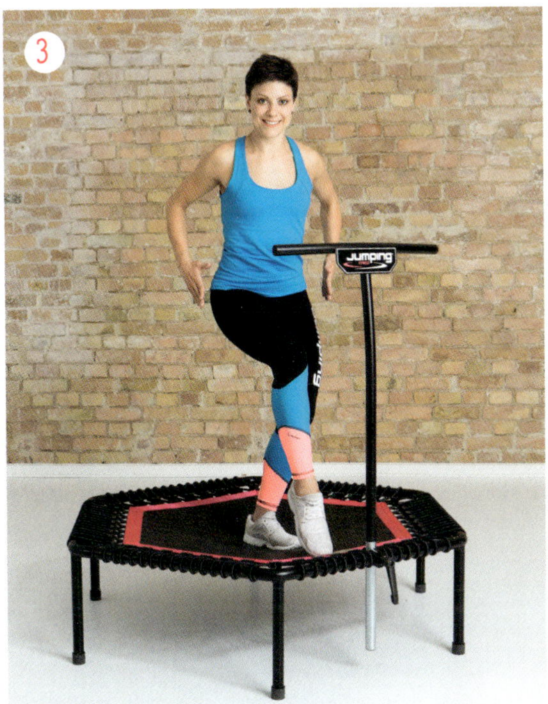
3

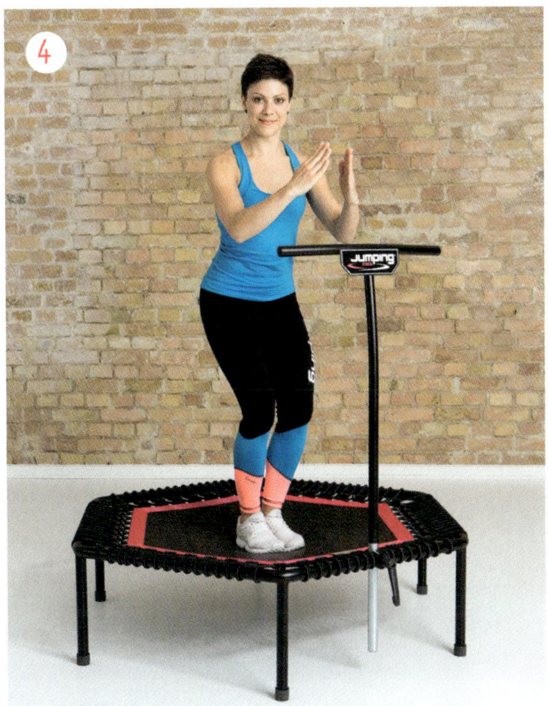
4

REBOUND

(Fotos)

1. Stelle dich mittig auf das Trampolin und nimm die Grundposition mit geschlossenen Füßen ein. Halte die Arme angewinkelt vor der Brust, die Oberarme sind seitlich eng am Körper. Drehe die Handflächen zu dir, die Fingerspitzen zeigen nach oben.
2. Springe nach oben, indem du die Knie zur Brust ziehst und die Beine im Sprung zur offenen Basic-Position öffnest. Dabei öffnest du ebenfalls die Arme seitlich auf Schulterhöhe.
3. Lande im geöffneten Basic und halte die Arme weiterhin auf Schulterhöhe.
4. Führe wieder einen Sprung aus.
5. Springe zurück in die Ausgangsposition mit geschlossenen Beinen und nimm die Arme angewinkelt vor die Brust.

HINWEISE

- Der Rebound ist ein Schritt, der mit mittlerer und hoher Intensität ausgeführt werden kann. Je höher du im Sprung die Knie nach oben ziehst, desto höher ist die Intensität.
- Halte den Oberkörper nach vorn geneigt.

VARIANTE 1: REBOUND DOUBLE

Beim doppelten Rebound springst du zweimal in der geöffneten und zweimal in der geschlossenen Position in das Trampolin.

VARIANTE 2: CRISS-CROSS

Bei dieser Variante werden die Füße beim Zusammenführen in der Mitte des Trampolins gekreuzt. Wechsle bei jedem Sprung die Beinstellung, sodass du abwechslend das rechte vor dem linken Bein kreuzt und umgekehrt.

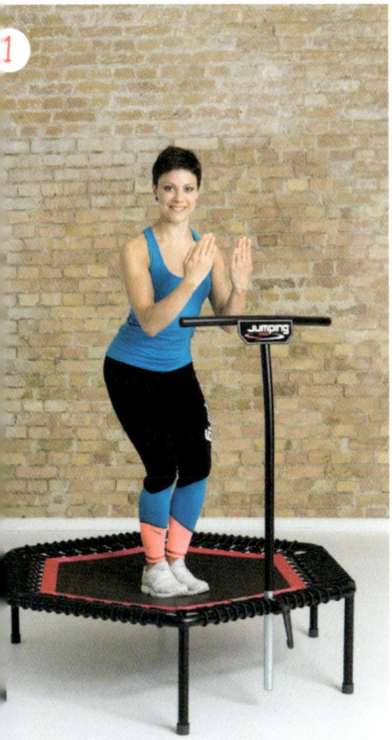
1

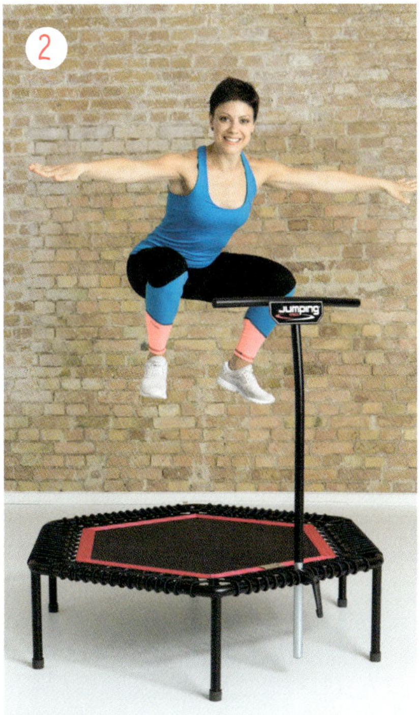
2

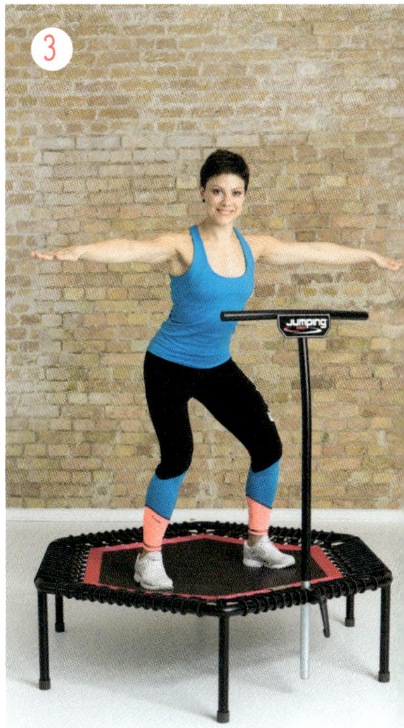
3

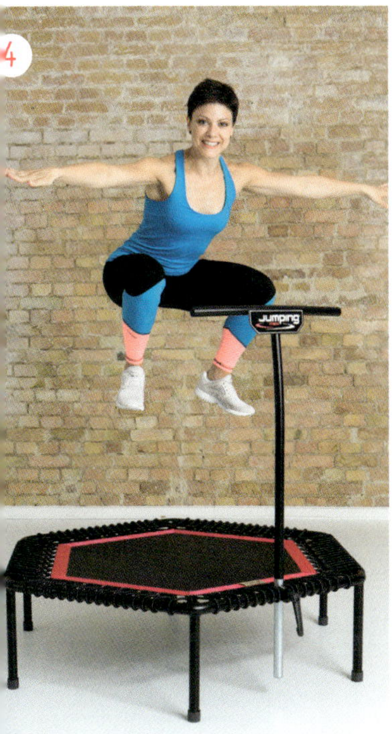
4

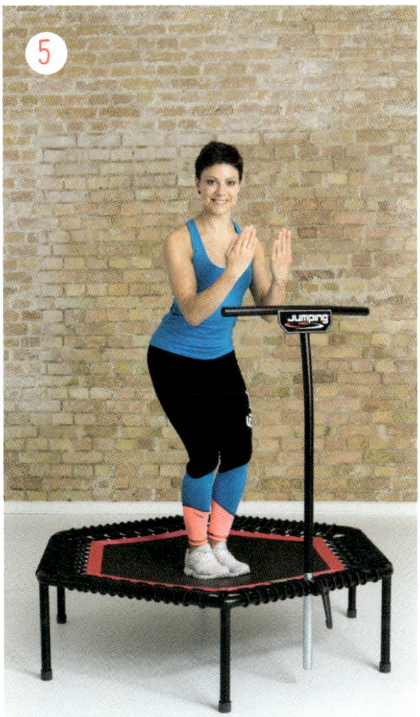
5

JACK

1. Stelle dich mittig auf das Trampolin und nimm die Grundposition mit geschlossenen Füßen ein. Halte die gestreckten Arme seitlich eng am Körper. Die Fingerspitzen zeigen nach unten.
2. Springe nach oben, indem du die Knie zur Brust ziehst und die Beine im Sprung zur offenen Basic-Position öffnest. Nimm die Arme dabei zur Seite.
3. Führe während des Sprungs die Arme über den Kopf nach oben und lande im geöffneten Basic.
4. Führe wieder einen Sprung aus.
5. Springe zurück in die Ausgangsposition mit geschlossenen Beinen und führe die Arme über die Seite zurück neben den Körper.

HINWEIS

- Der Jack ist ein intensiver Schritt. Ziehe für eine höhere Intensität im Sprung die Knie maximal zur Brust heran.
- Halte den Oberkörper nach vorn geneigt.

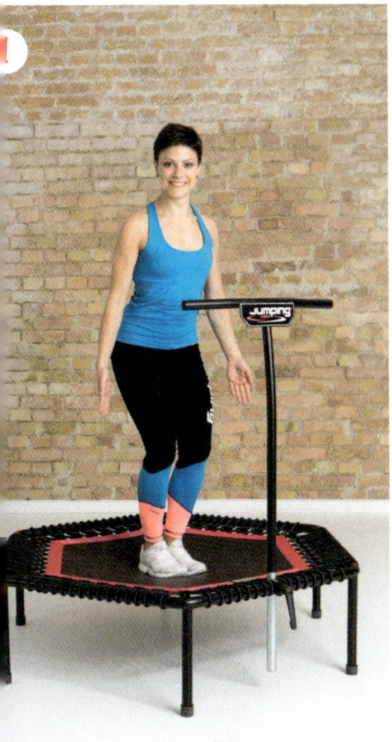
1

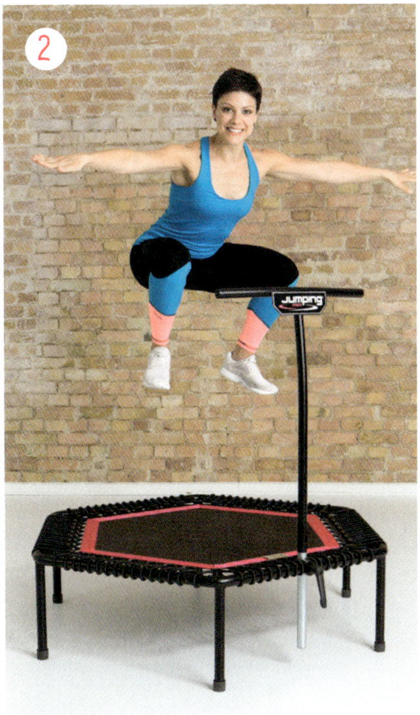
2

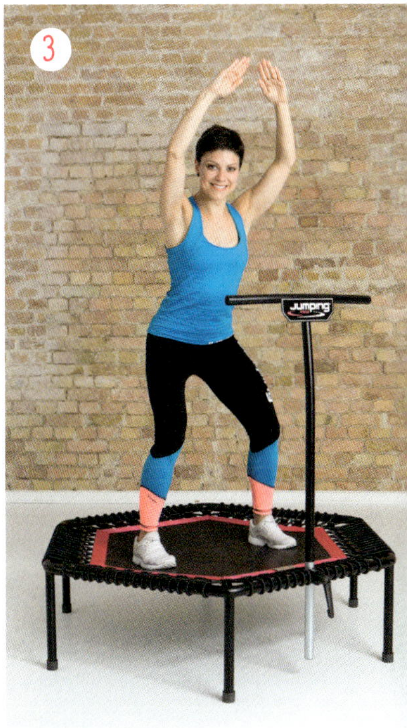
3

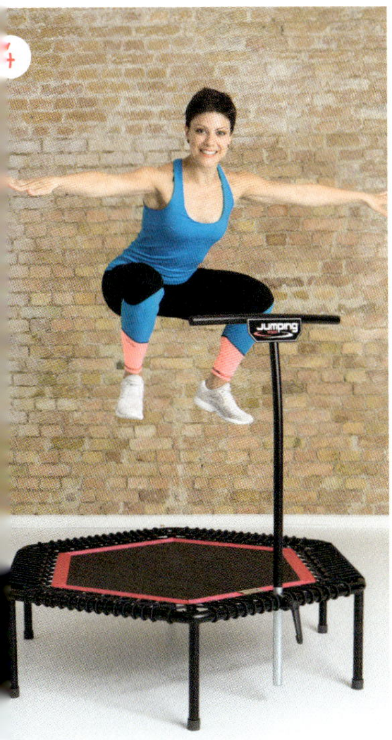
4

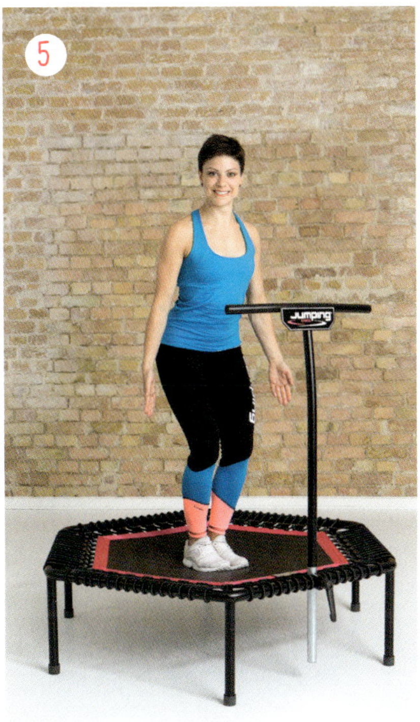
5

SCISSORS

(Fotos)

1. Stelle dich mittig auf das Trampolin und nimm die Grundposition mit versetzten Füßen ein, sodass die Füße etwa eine halbe Fußlänge voneinander entfernt sind. Dabei ist der rechte Fuß vorn. Beuge die Knie etwas und belaste beide Füße gleichmäßig. Halte die Arme im 90-Grad-Winkel gebeugt seitlich eng am Körper. Dabei ist der linke Arm vorn, der rechte Ellenbogen zieht zurück.
2. Führe einen Sprung aus, indem du die Knie zur Brust nach oben ziehst, und wechsle am höchsten Punkt die Fuß- und Armposition.
3. Lande so, dass nun linker Fuß und rechter Arm vorn sind.

HINWEIS

Der Scissors gehört zu den intensiven Schritten. Ziehe für eine höhere Intensität im Sprung die Knie maximal zur Brust heran und halte den Oberkörper nach vorn geneigt.

VARIANTE: SCISSORS DOUBLE

Beim doppelten Scissors springst du bei jeder Landung zweimal in das Trampolin. Führe die Arme immer in der angewinkelten Position gegengleich mit, sie wippen dabei nicht.

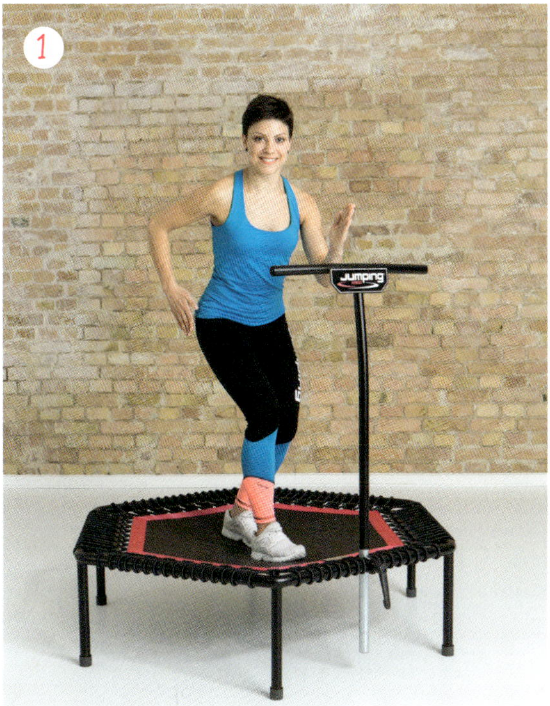
1

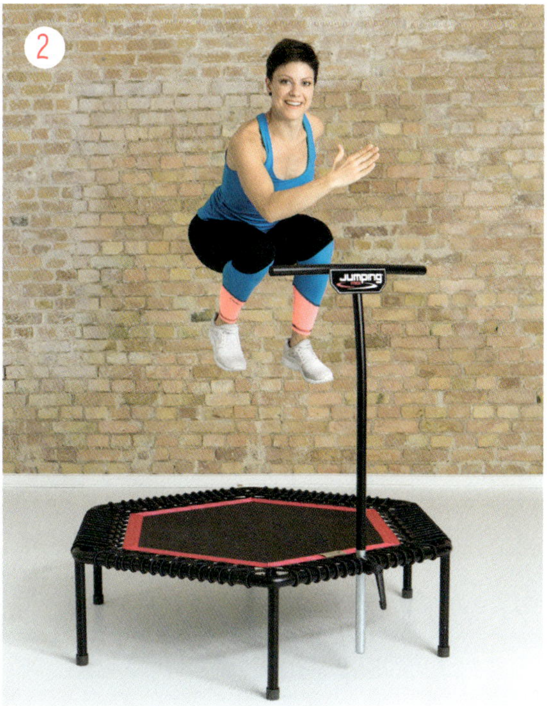
2

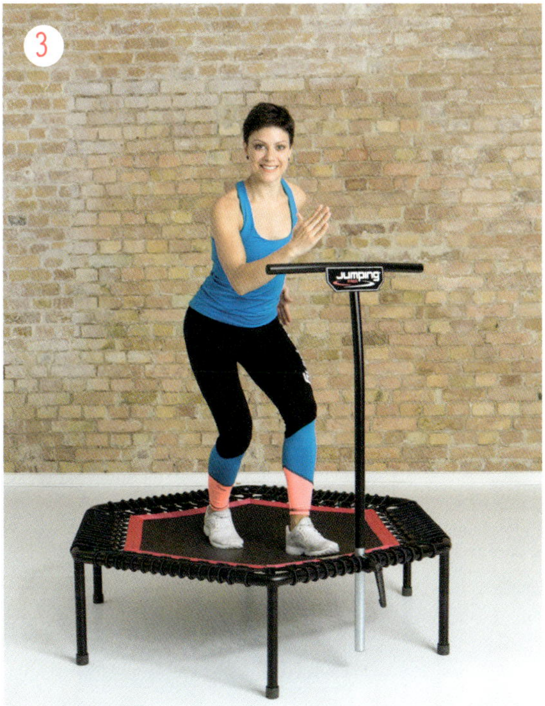
3

ONE ON ONE

(Fotos)

1. Stelle dich mittig auf das Trampolin und nimm die Grundposition mit etwas mehr als schulterbreit geöffneten Füßen ein. Halte die Arme im 90-Grad-Winkel gebeugt seitlich am Körper. Beginne nun zu springen, indem du das linke Knie deutlich weiter nach oben ziehst als das rechte. Der rechte Fuß hebt weit weniger vom Sprungtuch ab, das Bein bleibt mehr oder weniger in seiner Position. Führe den rechten Arm dabei nach vorn und den linken nach hinten.
2. Beim zweiten Sprung ziehst du das rechte Knie weiter nach oben als das linke. Dabei wechselst du die Armstellung erneut.

HINWEISE

- Setze immer mit der ganzen Fußsohle des Spielbeins auf.
- Halte den Oberkörper stets nach vorn geneigt.

VARIANTE: TWO ON TWO

Führst du den One on One doppelt aus, wird aus ihm ein Two on Two. Dieser Schritt fühlt sich wie ein Stampfen an.

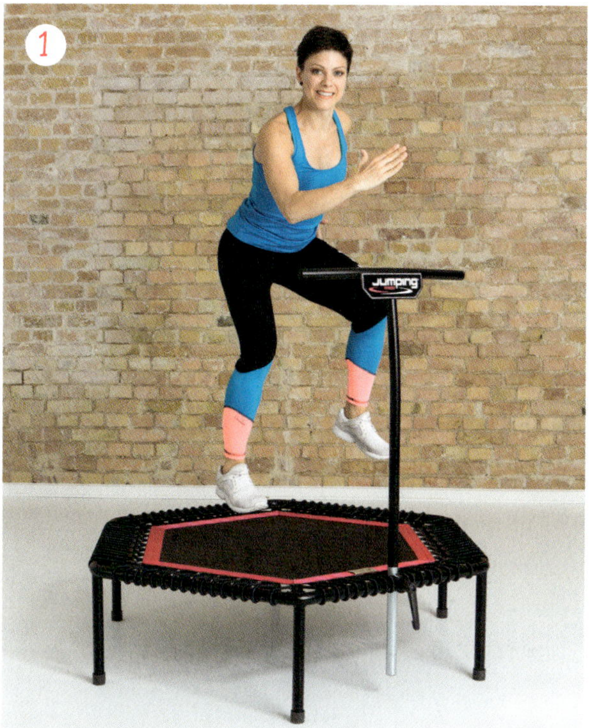
1
Jumping

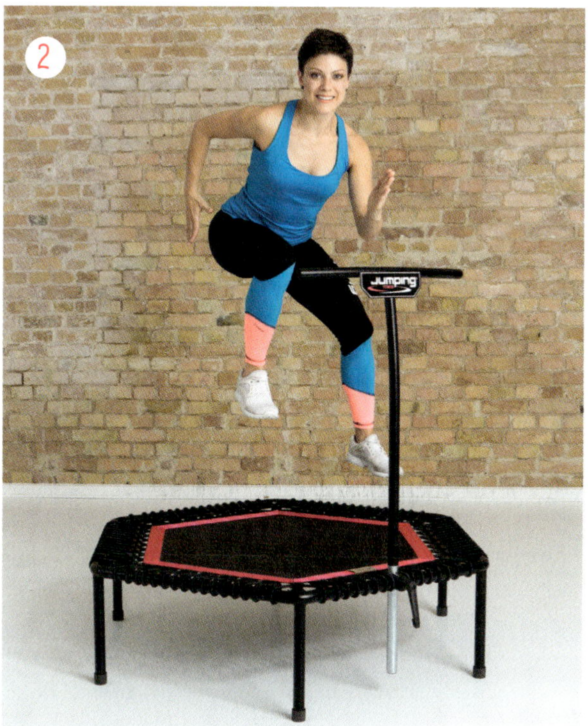
2
Jumping

PONY

(Fotos)

1. Stelle dich mittig auf das Trampolin und nimm die Grundposition ein. Verlagere das Gewicht auf den rechten Fuß und tippe mit der linken Fußspitze direkt vor dem rechten Fuß in die rechte vordere Trampolinecke auf das Sprungtuch. Führe den rechten Arm im 90-Grad-Winkel gebeugt nach vorn und den linken Arm nach hinten.
2. Springe nun auf die andere Seite und wechsle im Sprung die Fuß- und Armposition.
3. Lande auf dem linken Fuß und tippe mit der rechten Fußspitze direkt vor dem linken Fuß in die linke vordere Trampolinecke auf das Sprungtuch. Es ist jetzt der linke Arm vorn.

HINWEIS

Achte darauf, dass du immer auf der imaginären Mittellinie von links nach rechts springst.

TIPP

Stelle dir während des Sprungs auf die andere Seite vor, du würdest einen Pferdchensprung über etwas hinweg ausführen.

VARIANTE: PONY DOUBLE

Beim doppelten Pony federst zweimal auf dem Standbein in das Trampolin und tippst auch mit der vorderen Fußspitze zweimal in die Ecke des Trampolintuchs.

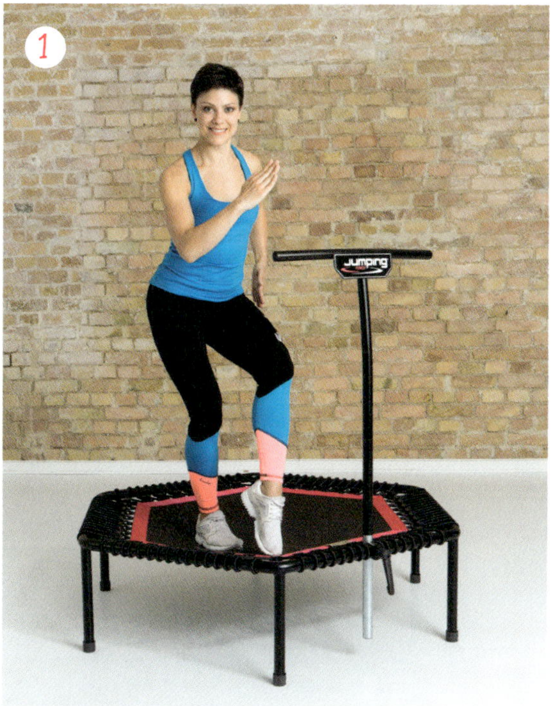
1
Jumping

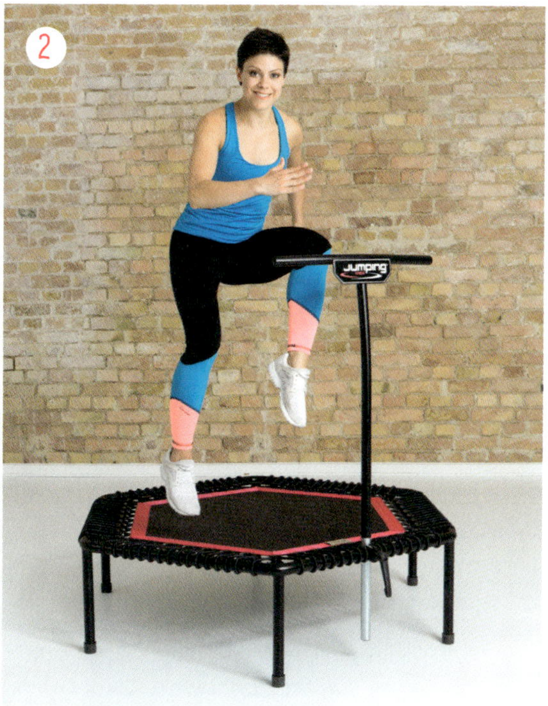
2
Jumping

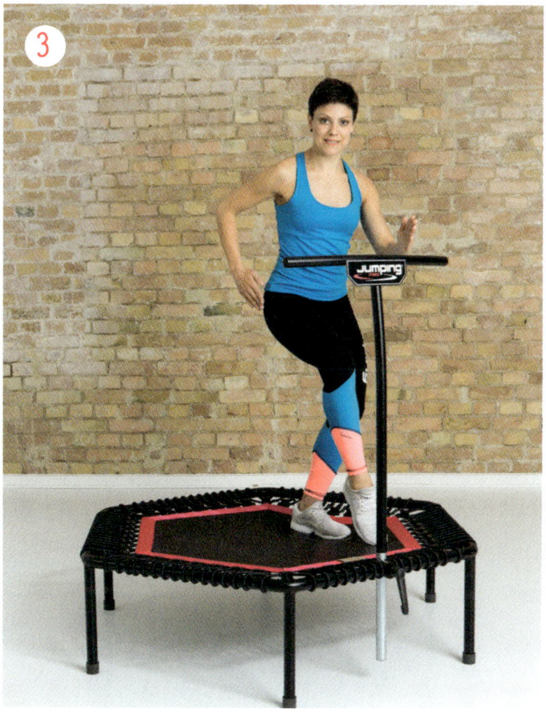
3
Jumping

TWIST

(Fotos)

1. Stelle dich mittig auf das Trampolin und nimm die Grundposition mit geschlossenen Füßen ein. Drehe den Unterkörper nach rechts, sodass die Fußspitzen in die vordere rechte Ecke des Trampolins zeigen. Halte die Arme auf Schulterhöhe, der rechte Arm ist vor der Brust angewinkelt, der linke Arm zeigt nach links.
2. Führe nun einen Sprung aus, indem du die Knie zur Brust nach oben ziehst und während des Sprungs in der Taille eine Twist-Bewegung nach links ausführst, also den Unterkörper drehst. Wechsle dabei die Armstellung.
3. Lande mit beiden Füßen wieder in der Mitte des Trampolins.

HINWEISE

- Halte die Knie bei Start und Landung gebeugt und achte darauf, dass das Körpergewicht gleichmäßig auf beiden Füßen verteilt ist.
- Der Oberkörper bleibt leicht nach vorn geneigt.

VARIANTE: TWIST DOUBLE

Beim doppelten Twist springst du nach jedem Twist zweimal auf der jeweiligen Seite ins Trampolintuch.

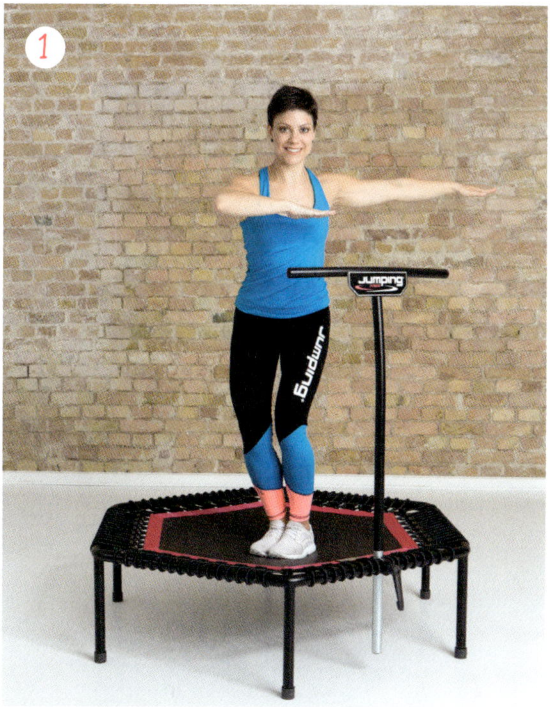
1

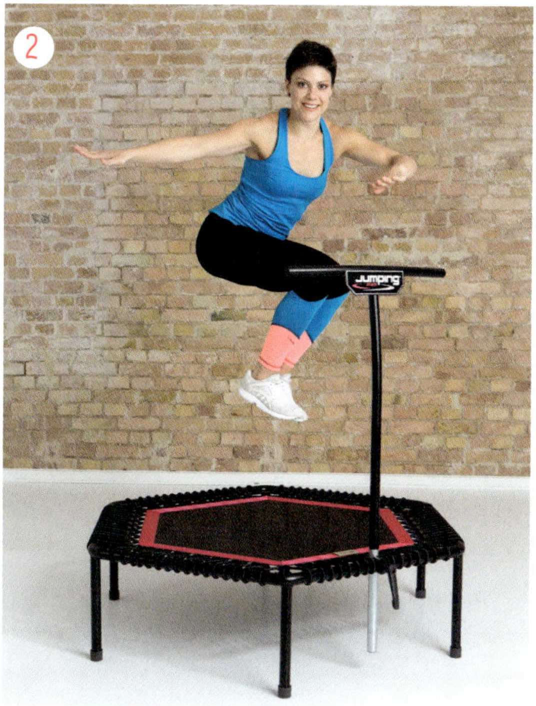
2

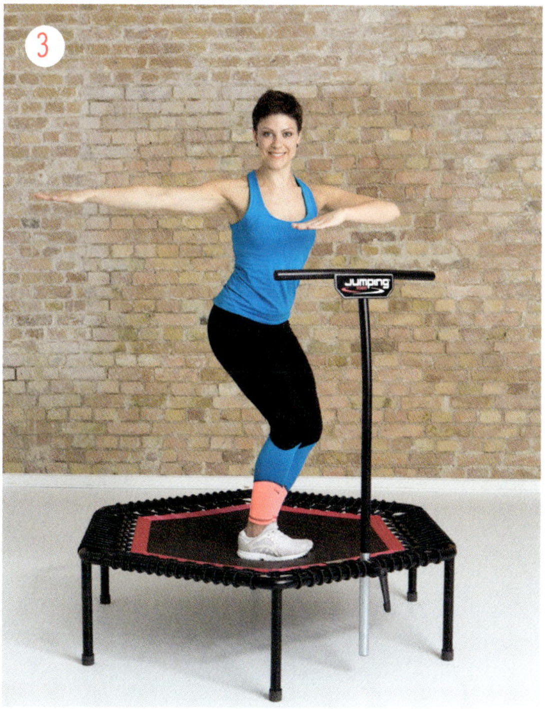
3

SIDE TO SIDE

(Fotos)

1. Stelle dich mittig auf das Trampolin und nimm die Grundposition mit geschlossenen Füßen ein. Du beginnst mit einem Sprung nach links und bleibst dabei auf der imaginären Mittellinie. Halte die Hände vor der Brust, lege die Finger aneinander und hebe die Ellenbogen auf Schulterhöhe zur Seite an.
2. Springe dann mit geschlossenen Füßen nach rechts. Halte die Arme in ihrer Position.

TIPP

Stelle dir vor, du würdest mit geschlossenen Füßen über einen Gegenstand, der in der Mitte des Trampolins liegt, springen. Ziehe die Knie also möglichst weit zur Brust nach oben und bleibe mit dem Oberkörper stabil nach vorn geneigt.

VARIANTE: SIDE TO SIDE DOUBLE

Springe für den doppelten Side to Side zweimal auf der rechten und zweimal auf der linken Seite in das Trampolintuch. Achte darauf, dass du auf der imaginären Mittellinie bleibst.

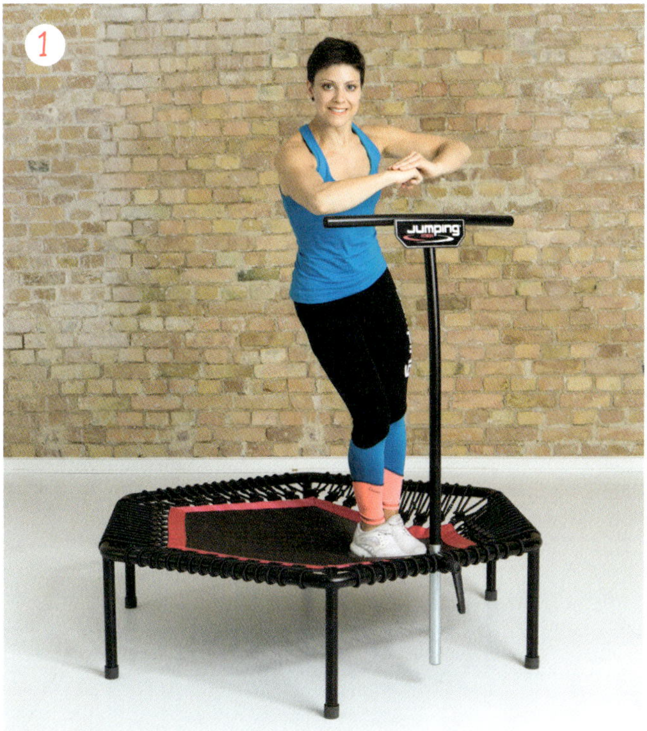
1

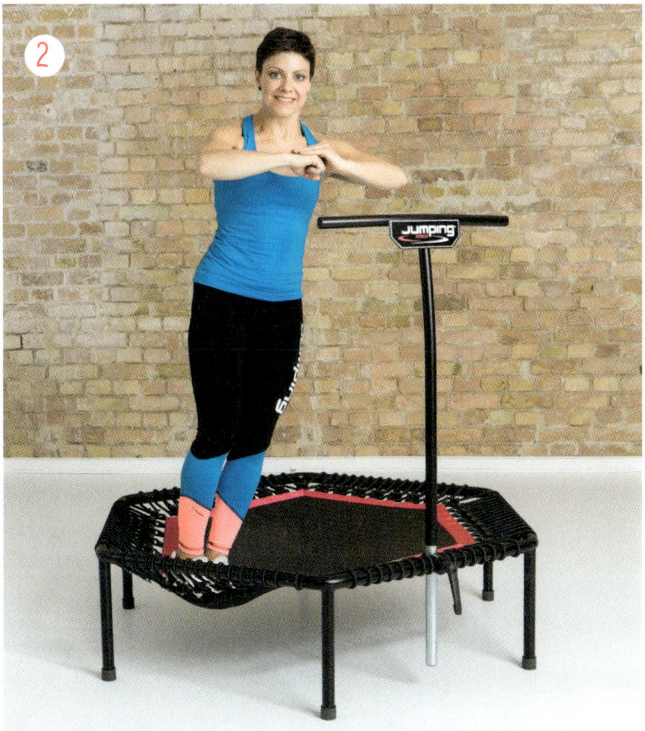
2

Dein Trainingsprogramm

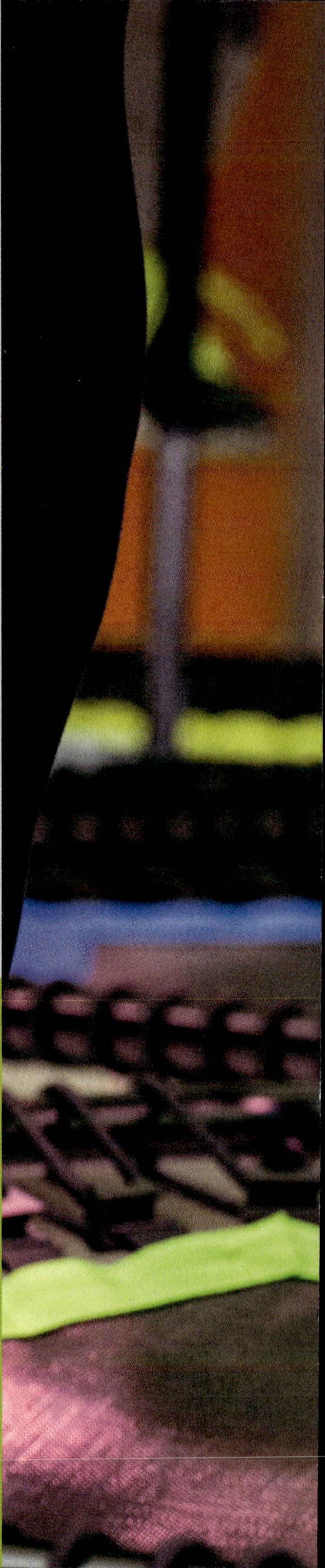

Dein Trampolin ist aufgebaut? Du steckst in Sportklamotten? Alles Wichtige zur Sprungtechnik und zu den Grundschritten hast du dir bereits durchgelesen und schon mal ausprobiert? Dann kann es losgehen! Egal, ob du Fett verbrennen, Muskeln aufbauen, dein Herz-Kreislauf-System trainieren oder deinen Gleichgewichtssinn schulen willst – mit Jumping Fitness kannst du all deine Trainingsziele erreichen. Für Einsteiger wie für Profis gilt jedoch: Jedes Training sollte immer gut durchdacht und geplant sein.

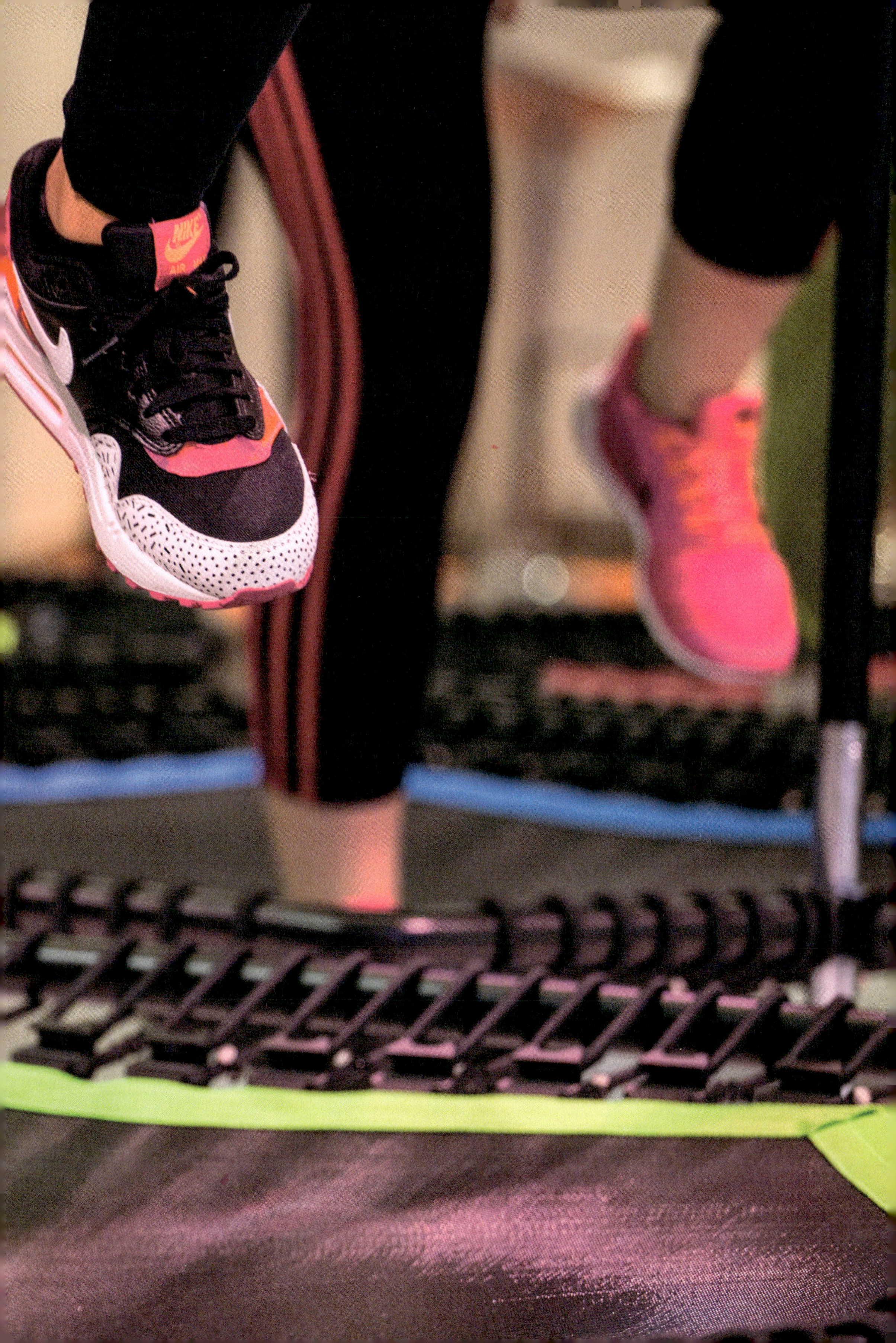
NIKE

WIE DU DAS TRAINING GESTALTEST

Jumping Fitness kannst du auf deinem eigenen Trampolin zu Hause oder in der Gruppe in einem Sportstudio in deiner Nähe ausführen. Wenn du nicht allein zu Hause trainieren möchtest, bieten dir die Workouts auf den beiliegenden DVDs durch Jumping-Fitness-Mastertrainer angeleitete Trainings zu toller Musik. Bevor du loslegst, möchte ich dir aber noch kurz aufzeigen, was du auf den DVDs vorfindest:

1. Bei jeder DVD kannst du den separaten Menüpunkt »Erklärung der Grundschritte« anklicken. Dazu gehören auch die richtige Grundposition (Seite 20/21) und die Sprungtechnik (Seite 22/23). Im Buch kannst du alles noch einmal separat nachlesen.
2. Auf der ersten DVD findest du ein Basic-Workout, auf der zweiten DVD ein Advanced-Workout. Der Unterschied besteht zum einen in der Länge, zum anderen auch in der Anzahl der Schrittfolgen und -kombinationen sowie des Tempos. Jedes Workout startet mit einem Warm-up und mobilisierenden Übungen auf dem Trampolin.
3. Abhängig vom Schwierigkeitsgrad des Workouts liegt der Fokus im Hauptteil auf Ausdauer, Kraft, Koordination oder Schnelligkeit, wobei es zahlreiche Kombinationsmöglichkeiten gibt.
4. Jedes Workout endet mit einem Cool-down und einem kurzen Stretching.
5. Zusätzlich bieten wir dir von jedem Workout auch ein Kurzprogramm an. Das Kurzprogramm enthält wie die langen Workouts die Mobilisation, das Warm-up, einen verkürzten Hauptteil und ein Cool-down inklusive Stretching.

DIE GESUNDHEIT GEHT VOR

Bevor du mit dem Training beginnst, solltest du sicherstellen, dass du bei guter Gesundheit bist und keine akuten Verletzungen vorliegen. Solltest du schwanger sein oder einen Herzschrittmacher tragen, rate ich dir, zum Schutz deiner eigenen Gesundheit auf Jumping Fitness zu verzichten. Bist du dir nicht sicher, ob du Jumping Fitness ausführen darfst, konsultiere bitte einen Arzt.

Gutes Equipment ist genauso wichtig für ein sicheres und erfolgreiches Training wie deine Gesundheit. Sorge dafür, dass das Trampolin korrekt aufgebaut und der Rahmen gut verschraubt ist. Das Trampolin sollte auf ebenem Untergrund stabil stehen und nicht wackeln. Stelle sicher, dass du etwas zu trinken sowie ein Handtuch am Trampolin hast und geeignete Sportkleidung und Sportschuhe trägst.

JUMPING FITNESS FÜR MEHR AUSDAUER, KOORDINATION UND KRAFT

Wenn du dein Training planst, denke daran, dass du dich für den Einstieg nicht überforderst. Präge dir vor dem Beginn deines Trainings die Sprungtechnik und die Grundschritte, die ich dir in Kapitel 1 vorgestellt habe und die du ebenfalls zum Mitmachen auf jeder DVD findest, gut ein. Dann steigere dich Schritt für Schritt.

Mit kleinen Sprüngen ans Ziel

Solltest du gerade mit Sport anfangen oder wieder neu einsteigen, ist es zunächst wichtig, dass du dir eine bestimmte Grundlagenausdauer antrainierst. Das bedeutet, dass du dein Herz-Kreislauf-System in kleinen Schritten forderst, um später lange und intensive Workouts absolvieren zu können. Beginne deshalb mit kurzen Übungseinheiten, die etwa 15 bis 25 Minuten dauern und vor allem aus federnden und wippenden Bewegungen bestehen. Das Kurzprogramm des Basic-Workouts eignet sich perfekt für den Einstieg.

Möchtest du dir weitere Kurzworkouts selbst zusammenstellen, kannst du dich bei den Grundschritten auf den Seiten 26 bis 55 bedienen. Eine einfache Kombination könnte aus dem Bounce Balance, dem Heel, dem Jogging und dem Rebound bestehen. Gleichzeitig schulst du mit zahlreichen weiteren Übungen den Gleichgewichtssinn, wenn du zusätzlich Balanceübungen integrierst.

Zwei bis drei kurze Trainingseinheiten pro Woche reichen für den Anfang aus. Hier gilt: Trainiere besser mehrmals kurz als lang und hart. Denn nur wenn du deinen Körper nicht überforderst, behältst du den Spaß an der Bewegung bei. Bereits in den ersten 15 Mi-

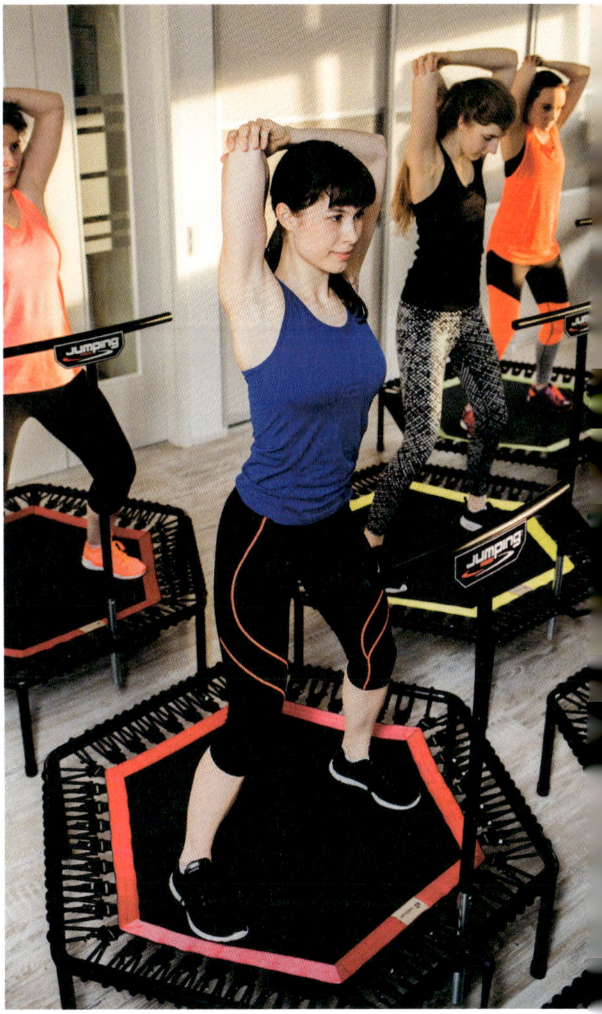

Jedes Workout wird mit einfachen und leichten Dehnübungen abgeschlossen.

GEMEINSAM TRAINIEREN ODER TRAINER WERDEN

Du möchtest Jumping Fitness gern in der Gruppe ausprobieren, Abwechslung in dein Training bringen, neue Schritte lernen, professionelles Feedback von einem Trainer bekommen und deine Begeisterung für diesen Sport mit anderen teilen? Auf www.gymflow.com findest du alle Jumping-Fitness-Kurse in deiner Nähe. Der Einstieg in einen Kurs ist jederzeit und ohne vertragliche Bindung möglich.

Wenn du selbst gern in der ersten Reihe stehen, andere Menschen motivieren und deine eigenen Stunden gestalten möchtest, dann lerne auf der zweitägigen Basic-Ausbildung alles, was du brauchst, um professionell Jumping Fitness zu unterrichten. Wo und wann Basic-Ausbildungen angeboten werden, findest du unter:

www.jumping.fitness

nuten auf dem Trampolin tust du etwas für dein Herz-Kreislauf-System und kurbelst den Stoffwechsel an.

Eine gute Grundlagenausdauer als Basis

Sobald du dich in allen Bewegungen und auf dem Trampolin sicher fühlst, kannst du die Trainingsdauer auf 25 bis 30 Minuten erhöhen. Dabei trainierst du vor allem die Grundlagenausdauer, bei der der Fokus auf dem Herz-Kreislauf-Training liegt. Wer generell mit einem zu hohen Bluthochdruck und einem zu hohen Puls zu kämpfen hat, kann dem mit kurzen Jumping-Fitness-Einheiten entgegenwirken. Zudem verbesserst du deine allgemeine Fitness, die dir auch im Alltag zugutekommt, etwa beim Treppensteigen oder wenn du zum Bus sprinten musst. Eine gute Grundlagenausdauer bildet außerdem das Fundament für weitere Trainingseinheiten. Mit der Zeit wirst du selbst feststellen, dass sich dein Körper allmählich an die Belastung gewöhnt und du die Ausdauereinheiten länger und mit weniger Pausen ausführen kannst. Trainiere auch hier für den Anfang zwei- bis dreimal pro Woche und sorge dafür, dass zwischen deinen Trainingseinheiten zwei bis drei Tage Pause liegen.

Koordination, Ausdauer und Technik im Fokus

Wenn du bereits eine gute Grundlagenausdauer hast und 25 bis 30 Minuten Training auf dem Trampolin locker durchhältst, kannst du deine Trainingszeit auf 45 bis 50 Minuten erhöhen. Wenn du weiterhin deine Ausdauerleistung trainieren möchtest, bleibe bei reinen Cardio-Übungen. Das Basic-Workout ist das optimale Trainingsprogramm für die inter- und intramuskuläre Koordination, die Ausdauer und eine saubere Schritttechnik. Mit regelmäßigen Einheiten in diesem Trainingsumfang kannst du deine Fettverbrennung und deinen Kalorienverbrauch dauerhaft erhöhen.

Fitness für Geübte

Wenn du schon einige Jumping-Fitness-Einheiten hinter dir hast und neben deiner Ausdauer auch deine Reaktionsschnelligkeit und Trainingsintensität erhöhen möchtest, ist das Advanced-Workout das perfekte Trainingsprogramm für dich. Die schnellen Schrittwechsel und koordinativen Armbewegungen setzen eine gewisse Fitness voraus. Mit zwei bis drei Jumping-Fitness-Einheiten pro Woche à 50 Minuten verbesserst du deine Koordination, deine Ausdauer und deine Kraft. Hast du einmal weniger Zeit, kannst du auch das Kurzprogramm mehrmals pro Woche durchführen. Aber selbst wenn du mal nicht auf drei Trainingseinheiten pro Woche kommst, sind zwei kurze Einheiten immer noch besser, als gar nicht zu trainieren.

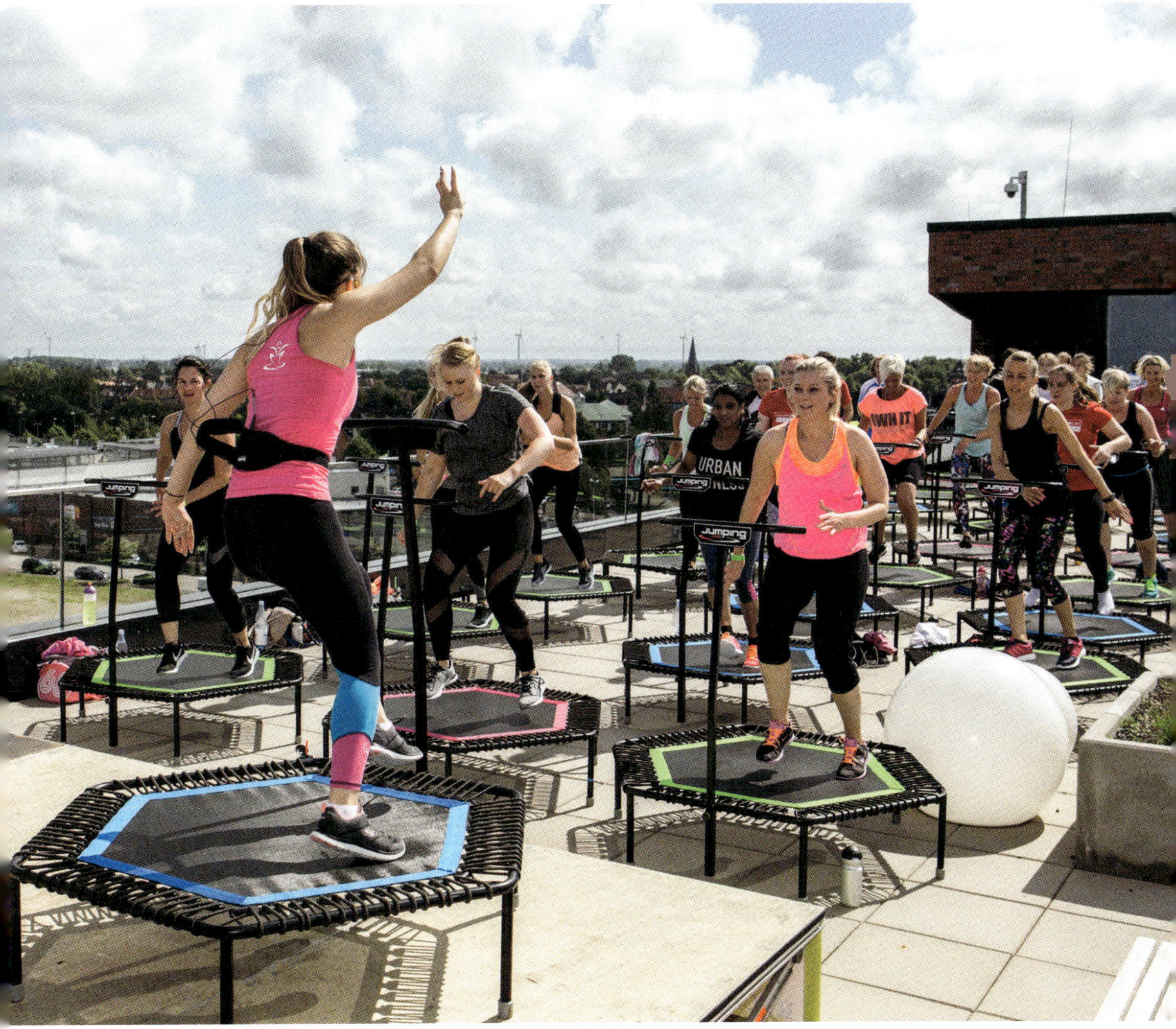

ÜBER DIE AUTORIN

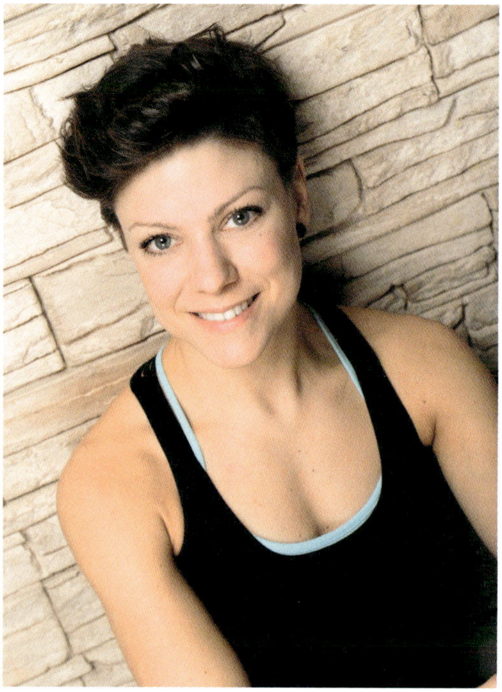

Antonia Westphal ist Fitnesstrainerin und Ausbilderin mit Leidenschaft. Nach ihrem Abitur an der staatlichen Ballettschule und Schule für Artistik in Berlin besuchte sie die Sportschule des Landessportbundes Berlin, um sich als Gymnastiklehrerin auszubilden. Anschließend studierte sie Sportwissenschaften und Biologie an der HU Berlin. Seit Anfang 2015 ist sie Ausbilderin und Presenterin für Jumping Fitness.

SACHREGISTER

GRUNDSCHRITTE UND VARIANTEN

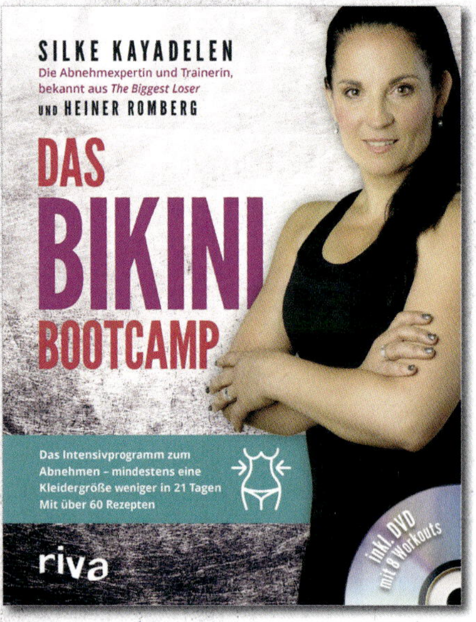

224 Seiten
22,00 € (D) | 22,70 € (A)
ISBN 978-3-86883-760-5

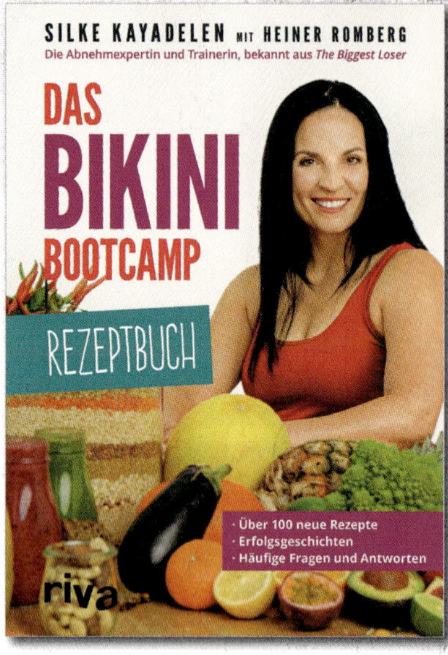

192 Seiten
17,99 € (D) | 18,50 € (A)
ISBN 978-3-7423-0108-6

Mit ihrem Buch *Das Bikini-Bootcamp* haben die aus der TV-Abnehmshow *The Biggest Loser* bekannte Ernährungs- und Fitnesstrainerin Silke Kayadelen und der Allgemeinarzt Dr. Heiner Romberg einen Bestseller gelandet. Tausende Teilnehmerinnen haben mit dem 21-Tage-Intensivprogramm bereits erfolgreich abgenommen. Über 10.000 von ihnen tauschen sich aktiv in der dazugehörigen Facebook-Community aus, posten ihre Vorher-nachher-Bilder und dokumentieren damit die Wirksamkeit des Programms.

Das dazugehörige Rezeptbuch enthält über 100 völlig neue Rezepte zum Bikini-Bootcamp (BBC), die alle farbig bebildert sind. Außerdem beantwortet es die wichtigsten Fragen der Teilnehmer und bietet viele beeindruckende Erfolgsgeschichten von BBClern.

Mehr Informationen zum Bikini-Bootcamp: www.das-bikini-bootcamp.de

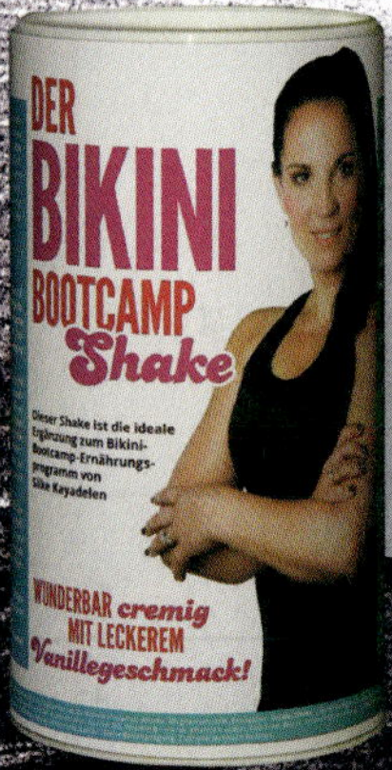

HOL DIR JETZT DEN
Shake

**Zu bestellen unter
www.das-bikini-bootcamp.de**

riva